试卷标识码：

中医师承和确有专长人员考核考前冲刺模考密卷（全解析）（一）

考生姓名：_____

准考证号：_____

考　　点：_____

考 场 号：_____

A1 型题

> 每一道试题下面有 A、B、C、D、E 五个备选答案，请从中选择一个最佳答案，并在答题卡上将相应题号的相应字母所属的方框涂黑。

1. 中医学中成功运用辨证论治的第一部医著是
   A.《针灸甲乙经》
   B.《伤寒杂病论》
   C.《小儿药证直诀》
   D.《黄帝内经》
   E.《难经》

2. 中医学认识疾病和治疗疾病的基本思路是
   A. 整体观念
   B. 恒动观念
   C. 同病异治
   D. 异病同治
   E. 辨证论治

3. 中医理论中阴阳的概念是
   A. 代表相互对立的两种事物
   B. 代表相互关联的两种事物
   C. 中国古代哲学的一对范畴
   D. 对事物矛盾双方的概括
   E. 自然界相互对立又相互关联的事物

4. 五行相克关系中，水的"所不胜"是
   A. 木
   B. 火
   C. 土
   D. 金
   E. 水

5. 具有"满而不能实"生理特点的是
   A. 五脏
   B. 六腑
   C. 奇恒之腑
   D. 脏腑

   E. 经络

6. 肺进行一切生理活动的基础是
   A. 肺气的宣发肃降运动
   B. 肺主呼吸之气
   C. 肺主气的生成
   D. 肺主调节全身气机
   E. 肺主治节

7. 胃的生理特性是
   A. 喜燥，恶湿，主升
   B. 喜燥，恶湿，主降
   C. 喜润，恶燥，主降
   D. 喜润，恶燥，主升
   E. 喜燥，恶湿，主和

8. 脏与脏之间主要表现为气血互助关系的是
   A. 肺与肾
   B. 肾与肝
   C. 脾与肾
   D. 肺与脾
   E. 心与肺

9. 推动人体生长发育及脏腑功能活动的气是
   A. 元气
   B. 宗气
   C. 营气
   D. 卫气
   E. 肺气

10. "吐下之余，定无完气"的理论根据是
    A. 气能生津
    B. 气能行津
    C. 气能摄津

D. 津能载气
E. 津能化气

11. 十二经脉中循行于上肢外侧后缘的经脉是
    A. 手阳明大肠经
    B. 手少阴心经
    C. 手太阳小肠经
    D. 手厥阴心包经
    E. 手少阳三焦经

12. 具有"主胞胎"功能的奇经是
    A. 冲脉
    B. 任脉
    C. 督脉
    D. 带脉
    E. 阴维脉

13. 具有亢奋、偏热、多动等特征的体质为
    A. 阴阳平和质
    B. 偏阴质
    C. 偏阳质
    D. 肝郁质
    E. 阳虚质

14. 东南沿海地区多湿病，反映的六淫致病特点是
    A. 季节性
    B. 地域性
    C. 相兼性
    D. 转化性
    E. 外感性

15. 常为外感病致病先导的邪气是
    A. 热邪
    B. 风邪
    C. 寒邪
    D. 暑邪
    E. 燥邪

16. 炎夏之日，症见气短乏力，甚则突然昏倒，不省人事，是由于
    A. 暑热炽盛
    B. 扰及心神
    C. 耗气伤津
    D. 暑湿夹杂
    E. 热极生风

17. 下列不属于疫气的性质及致病特点的是
    A. 传染性强
    B. 特异性强
    C. 症状相似
    D. 气候反常
    E. 发病急骤

18. 七情致病，最易损伤的脏是
    A. 心、肺、脾
    B. 心、肝、脾
    C. 心、肝、肾
    D. 心、肺、肝
    E. 肝、脾、肾

19. 劳力过度主要伤及的是
    A. 精
    B. 气
    C. 血
    D. 津液
    E. 神

20. 神昏、痴呆、癫病是由于
    A. 痰浊上蒙清窍
    B. 痰迷心窍
    C. 痰火扰心
    D. 饮逆于上
    E. 痰浊内动

21. 下列属于瘀血致病特征的是
    A. 腹痛，痛随利减
    B. 形成肿胀，时聚时散

C. 胁痛且胀，随情绪波动而增减
D. 胸闷咳嗽，不能平卧
E. 疼痛如针刺，位置不移

22. 发病的基本原理是
    A. 感受邪气
    B. 正气不足
    C. 邪正相搏
    D. 情志因素
    E. 体质因素

23. 病证的虚实变化，主要取决于
    A. 气血的盛衰
    B. 气机升降的失调
    C. 阴阳气血的盛衰
    D. 正邪的盛衰
    E. 脏腑功能的盛衰

24. "大实有羸状"是指
    A. 阳盛阴虚
    B. 阴盛阳虚
    C. 阴阳两虚
    D. 真实假虚
    E. 真虚假实

25. 真寒假热的机理是
    A. 阴盛则阳病
    B. 重阴必阳
    C. 阴盛格阳
    D. 阳盛格阴
    E. 阴证转阳

26. 下列不属于气机失调的是
    A. 气滞
    B. 气逆
    C. 气陷
    D. 气闭
    E. 气虚

27. 血不足病变常见的脏腑是
    A. 心、肺
    B. 心、脾
    C. 心、肾
    D. 心、肝
    E. 肝、肾

28. 与内湿病机形成密切相关的脏是
    A. 心
    B. 肺
    C. 脾
    D. 肝
    E. 肾

29. "春夏养阳，秋冬养阴"遵循的基本养生原则是
    A. 延缓衰老
    B. 顺应自然
    C. 预防疾病
    D. 形神兼养
    E. 动静结合

30. "见肝之病，知肝传脾，当先实脾"属于
    A. 未病先防
    B. 既病防变
    C. 治病求本
    D. 因人制宜
    E. 扶正祛邪

31. 下列不属于基本治则的是
    A. 治病求本
    B. 扶正祛邪
    C. 调整阴阳
    D. 疏肝理气
    E. 三因制宜

32. 以下不属于中医诊断基本原则的是
    A. 诊法合参
    B. 整体观念

C. 诊法与辨证
D. 辨病与辨证相结合
E. 整体审察

33. 戴阳证的面色是
    A. 满面通红
    B. 颧部潮红
    C. 颧红如妆
    D. 面青颊赤
    E. 面色青紫

34. 脾胃气虚，气血不足的患者，面色常表现为
    A. 㿠白
    B. 萎黄
    C. 苍白
    D. 色黄晦暗
    E. 色黄虚浮

35. 患者坐而喜仰，多属
    A. 脾气虚衰
    B. 肺虚气少
    C. 肺实气逆
    D. 咳喘肺胀
    E. 水气凌心

36. 下列不属于正常舌象特点的是
    A. 舌体柔软
    B. 舌体活动自如
    C. 舌质淡嫩少苔
    D. 舌质淡红
    E. 舌苔薄白

37. 提示邪气渐盛的舌苔变化是
    A. 苔由厚变薄
    B. 苔由薄变厚
    C. 苔由润变燥
    D. 苔由多变少
    E. 苔由白变黄

38. 肾精耗竭可导致
    A. 横目斜视
    B. 眼睛突起
    C. 目睛微定
    D. 眼皮下垂
    E. 瞳仁散大

39. 小儿指纹浮现者，多属
    A. 表证
    B. 里证
    C. 实证
    D. 虚证
    E. 热证

40. 呕吐物清稀无酸臭味者，多属
    A. 肝胃不和
    B. 伤食
    C. 热呕
    D. 寒呕
    E. 肝胆郁热

41. "金实不鸣"的原因多为
    A. 邪气犯肺
    B. 津枯肺损
    C. 气虚无力
    D. 虚火灼金
    E. 悲忧伤肺

42. 素体阳虚之人可见的症状是
    A. 恶寒
    B. 寒栗
    C. 畏寒
    D. 潮热
    E. 壮热

43. 入睡汗出，醒后汗止者，其病机是
    A. 阳虚
    B. 气虚
    C. 血虚

D. 阴虚
E. 气血两虚

44. 头痛以两颞侧为甚者，病位在
   A. 太阳经
   B. 少阳经
   C. 厥阴经
   D. 阳明经
   E. 太阴经

45. 突然耳鸣，声如雷鸣，伴有口苦、胁肋灼痛者，属于
   A. 肝胆火盛
   B. 痰浊上蒙
   C. 瘀血阻滞
   D. 风邪上袭
   E. 肾气虚弱

46. 左手寸口部，寸、关、尺三部一般所候的脏腑是
   A. 心、肺、肝
   B. 肺、脾、命门
   C. 心、肝、肾
   D. 心、脾、肾
   E. 上、中、下三焦

47. 轻取即得，重按稍减的脉是
   A. 浮脉
   B. 洪脉
   C. 芤脉
   D. 革脉
   E. 濡脉

48. 八纲中的虚实辨证是辨别疾病的
   A. 病位
   B. 病因
   C. 病性
   D. 邪正盛衰
   E. 病程

49. 血瘀证的主要脉症是
   A. 各种出血症状，脉数
   B. 痛如针刺，痛有定处，脉涩
   C. 面色萎黄，脉虚而细
   D. 少气懒言，身倦乏力，脉虚无力
   E. 胀闷疼痛，脉弦

50. 下列不属于心病常见症状的是
   A. 心悸怔忡
   B. 心烦失眠
   C. 神昏神乱
   D. 咽干喉痛
   E. 胸闷心痛

51. 肺气虚证的咳喘特点是
   A. 咳喘痰多，色白清稀
   B. 咳喘胸闷，喉中痰鸣
   C. 咳喘痰少，不易咳出
   D. 咳喘痰多，痰黏易咳
   E. 咳喘无力，声低气短

52. 下列可见咳喘胸闷、痰多色白而黏、痰易咳出、舌淡苔白腻、脉滑等症的是
   A. 痰湿阻肺证
   B. 寒痰阻肺证
   C. 上焦病证
   D. 风寒束肺证
   E. 热扰胸膈证

53. 下列不属于脾病常见临床表现的是
   A. 嗳气
   B. 出血
   C. 腹胀
   D. 便溏
   E. 内脏下垂

54. 脾病虚证的基础证型是
   A. 脾虚气陷证
   B. 脾阳虚证

C. 脾胃气虚证
D. 脾气虚证
E. 脾不统血证

55. 食滞胃肠证的诊断依据主要是
   A. 大便秘结
   B. 矢气则痛减
   C. 大便臭如败卵
   D. 恶心呕吐
   E. 苔腻、脉数

56. 下列与诊断胃热炽盛证无关的是
   A. 便秘尿黄
   B. 齿衄
   C. 舌红少苔
   D. 消谷善饥
   E. 胃脘灼痛

57. 胁痛肝阴虚证的主要诊断依据是
   A. 脉象弦数
   B. 烦热盗汗
   C. 便干尿黄
   D. 头晕目眩
   E. 急躁易怒

58. 下列不是肝阳上亢证与肝火上炎证共见症状的是
   A. 失眠多梦
   B. 急躁易怒
   C. 胁肋灼痛
   D. 面红目赤
   E. 头晕头痛

59. 下列对诊断肾阳虚证最有意义的是
   A. 大便稀溏，排便不爽
   B. 下肢水肿，按之凹陷
   C. 滑精早泄，小便频多
   D. 精冷不育，腰膝酸软
   E. 形寒肢冷，面白神疲

60. 下列对诊断心肾不交证最有意义的是
   A. 心悸怔忡，肢肿尿少
   B. 心烦失眠，腰酸盗汗
   C. 心悸失眠，头晕目眩
   D. 嗜睡神疲，心悸肢肿
   E. 眩晕耳鸣，腰膝酸软

61. 人参配莱菔子，莱菔子能削弱人参的补气作用，这种配伍关系属于
   A. 相须
   B. 相使
   C. 相畏
   D. 相恶
   E. 相杀

62. 具有透疹作用的药组是
   A. 蝉蜕、金银花、菊花
   B. 薄荷、葛根、升麻
   C. 紫草、牛蒡子、防风
   D. 桑叶、薄荷、菊花
   E. 荆芥、连翘、升麻

63. 既能清热凉血，又能养阴生津的药物是
   A. 知母
   B. 天花粉
   C. 生地黄
   D. 芦根
   E. 牡丹皮

64. 巴豆内服的用量是
   A. 0.1～0.3g
   B. 0.5～1g
   C. 1.5～3g
   D. 3～5g
   E. 5～10g

65. 五加皮的功效是
   A. 祛风湿，补肝肾，安胎
   B. 祛风湿，补肝肾，强腰膝

第8页

C. 祛风湿，补肝肾，利水
D. 祛风湿，强筋骨，补肾阳
E. 祛风湿，强筋骨，止血

66. 厚朴最适于治疗的病证是
    A. 寒疝腹痛
    B. 两胁胀痛
    C. 少腹刺痛
    D. 脘腹冷痛
    E. 脘腹胀满

67. 既能利水通淋，又能利湿退黄的药是
    A. 车前子
    B. 泽泻
    C. 金钱草
    D. 木通
    E. 滑石

68. 下列药物中，善治厥阴头痛的是
    A. 白芷
    B. 藁本
    C. 细辛
    D. 吴茱萸
    E. 葛根

69. 治疗肝气郁结，月经不调，痛经，乳房胀痛，宜首选的药物是
    A. 木香
    B. 香附
    C. 沉香
    D. 檀香
    E. 九香虫

70. 麦芽与山楂的共同主治病证是
    A. 乳房胀痛
    B. 脘腹冷痛
    C. 肝胃不和的胁痛
    D. 肾虚遗精
    E. 食滞

71. 既能收敛止血，又能补虚的药物是
    A. 三七
    B. 仙鹤草
    C. 白及
    D. 藕节
    E. 炮姜

72. 骨碎补的功效是
    A. 散瘀止痛，接骨疗伤
    B. 活血疗伤，祛瘀通经
    C. 活血续伤，补肾强骨
    D. 祛风湿，强筋骨，止血
    E. 活血定痛，化瘀止血

73. 桑白皮最宜用于
    A. 水肿兼恶寒发热、汗出
    B. 全身水肿兼喘咳
    C. 脾虚水肿见便溏
    D. 肾虚水肿，下身肿甚
    E. 全身水肿，面目发黄

74. 治疗痰阻心窍所致的癫痫抽搐、惊风发狂者，宜选用
    A. 朱砂
    B. 磁石
    C. 龙骨
    D. 远志
    E. 琥珀

75. 治疗眩晕头痛，不论虚证、实证皆可应用的药物是
    A. 全蝎
    B. 蜈蚣
    C. 天麻
    D. 钩藤
    E. 僵蚕

76. 外用有清热止痛、消肿之功，为五官科常用药的是

A. 苏合香
B. 石菖蒲
C. 菊花
D. 冰片
E. 生石膏

77. 治疗卫气不固、表虚自汗，宜选用
    A. 西洋参
    B. 太子参
    C. 党参
    D. 白芍
    E. 黄芪

78. 治疗肾虚而筋骨不健者，宜选用的药物是
    A. 墨旱莲
    B. 女贞子
    C. 黄精
    D. 天冬
    E. 龟甲

79. 能补肾益精、安胎的药物是
    A. 枸杞子
    B. 桑椹
    C. 菟丝子
    D. 沙苑子
    E. 五味子

80. 熟地黄药性黏腻，久服宜配伍
    A. 橘皮、砂仁
    B. 砂仁、木香
    C. 木香、香附
    D. 香附、厚朴
    E. 厚朴、橘皮

81. 既能敛肺止咳，又能涩肠止泻的药物是
    A. 乌梅
    B. 金樱子
    C. 白果

D. 肉豆蔻
E. 赤石脂

82. "君臣佐使"中臣药的含义是
    A. 治疗主病或主证
    B. 消除或减低君药的毒副作用
    C. 治疗次要症状
    D. 引经报使
    E. 治疗兼证

83. 麻黄汤组成中含有的药物是
    A. 桂枝、杏仁、炙甘草
    B. 防风、桂枝、炒白术
    C. 桂枝、荆芥、炙甘草
    D. 生姜、大枣、紫苏叶
    E. 生姜、大枣、炙甘草

84. 麻杏甘石汤的功效是
    A. 辛温发汗，宣肺平喘
    B. 辛凉透表，清热解毒
    C. 辛凉宣泄，清肺平喘
    D. 疏风散热，宣肺止咳
    E. 清肺泄热，止咳平喘

85. 身热谵语，热结旁流，脐腹疼痛，按之坚硬有块，口干舌燥，舌苔黄燥起刺，脉滑实者，治宜选用
    A. 黄龙汤
    B. 大承气汤
    C. 增液承气汤
    D. 葛根芩连汤
    E. 新加黄龙汤

86. 下列各项中，不属于四逆散证临床表现的是
    A. 胁肋胀闷
    B. 脘腹冷痛
    C. 泄利下重
    D. 小便不利

E. 手足不温

87. 下列方剂中，黄芩、黄连、黄柏同用的是
    A. 清营汤
    B. 凉膈散
    C. 黄连解毒汤
    D. 普济消毒饮
    E. 白头翁汤

88. 青蒿鳖甲汤证发热的特征是
    A. 午后低热
    B. 入暮潮热
    C. 身热夜甚
    D. 日晡潮热
    E. 夜热早凉

89. 下列方剂中，主治阴暑证的是
    A. 杏苏散
    B. 桑杏汤
    C. 参苏饮
    D. 香薷散
    E. 益元散

90. 下列各项，不属于四逆汤证临床表现的是
    A. 四肢厥逆
    B. 腹痛下利
    C. 面色苍白
    D. 神衰欲寐
    E. 脉弦而紧

91. 葛根芩连汤与小柴胡汤中均含有的药物是
    A. 大黄
    B. 人参
    C. 枳实
    D. 黄芩
    E. 半夏

92. 归脾汤和补中益气汤两方均具有的功效是
    A. 升阳举陷
    B. 养心安神
    C. 补脾养心
    D. 健脾益气
    E. 益气退热

93. 下列属于炙甘草汤组成药物的是
    A. 生地黄、玄参、麦冬
    B. 阿胶、当归、芍药
    C. 生地黄、阿胶、麦冬
    D. 麦冬、火麻仁、酸枣仁
    E. 生姜、大枣、黄芪

94. 与六味地黄丸和金匮肾气丸两方主治证候均不吻合的病证是
    A. 消渴
    B. 遗精
    C. 大汗亡阳
    D. 腰痛脚弱
    E. 小儿囟门迟闭

95. 真人养脏汤的功用是
    A. 清热解毒，凉血止痢
    B. 健脾益气，渗湿止泻
    C. 温中补虚，涩肠止泻
    D. 温中祛寒，涩肠止痢
    E. 温肾暖脾，涩肠止泻

96. 朱砂安神丸中配伍黄连的意义是
    A. 清心泻火
    B. 清热燥湿
    C. 泻火解毒
    D. 清热解毒
    E. 清胃泻火

97. 苏合香丸的功用是
    A. 化痰开窍，辟秽解毒

B. 行气开窍，温中止痛
C. 开窍定惊，清热化痰
D. 清热开窍，化浊解毒
E. 清热开窍，镇惊安神

98. 下列各项，不属于越鞠丸组成药物的是
    A. 香附
    B. 白术
    C. 神曲
    D. 川芎
    E. 栀子

99. 下列各项，不属于温经汤组成药物的是
    A. 半夏、甘草
    B. 丹皮、麦冬
    C. 人参、阿胶
    D. 干姜、肉桂
    E. 当归、芍药

100. 消风散的功效是
     A. 疏风养血，清热除湿
     B. 祛风清热，养血活血
     C. 祛风除湿，活血止痛
     D. 祛风胜湿，益气养血
     E. 祛风胜湿，养血活血

101. 麦门冬汤组成中半夏与麦冬的用量比例为
     A. 1：2
     B. 1：3
     C. 1：5
     D. 1：7
     E. 1：9

102. 平胃散的功效是
     A. 燥湿运脾，和中益气
     B. 燥湿运脾，行气和胃
     C. 行气化湿，和胃止呕
     D. 化湿和胃，理气健脾

E. 化湿和胃，行气止呕

103. 下列各项，不属于独活寄生汤功用的是
     A. 补气血
     B. 降浊气
     C. 益肝肾
     D. 祛风湿
     E. 止痹痛

104. 健脾丸的功用为
     A. 健脾和胃，消食止泻
     B. 健脾和胃，消痞除满
     C. 健脾和胃，消痞化食
     D. 健脾消痞，渗湿止泻
     E. 健脾消痞，化积除湿

105. 下列不属于感冒特征的是
     A. 恶寒发热
     B. 鼻塞声重
     C. 头身疼痛
     D. 喷嚏流涕
     E. 咳喘痰多

106. 喘证辨证首应审察的是
     A. 寒热
     B. 表里
     C. 虚实
     D. 肺肾
     E. 阴阳

107. 肺痨的四大主症是
     A. 咳嗽、胸痛、发热、汗出
     B. 咳嗽、咯血、潮热、盗汗
     C. 咳嗽、消瘦、低热、自汗
     D. 咳嗽、神疲、心悸、盗汗
     E. 干咳、气促、潮热、胸痛

108. 治疗痰火扰心之心悸的最佳方剂是
     A. 天王补心丹

B. 朱砂安神丸
C. 甘麦大枣汤
D. 知柏地黄丸
E. 黄连温胆汤

109. 下列与胸痹发病无关的是
    A. 寒邪内侵
    B. 心虚胆怯
    C. 饮食失调
    D. 情志失节
    E. 年迈体虚

110. 不寐的病机特点为
    A. 阳盛阴衰，阴阳失交
    B. 阴盛阳衰，阴阳失交
    C. 胃气不和，夜卧不安
    D. 阳不交阴，心肾不交
    E. 痰热内扰，心气失和

111. 中风之中经络与中脏腑的主要鉴别点是
    A. 有无神志不清
    B. 有无后遗症
    C. 外风与内风
    D. 夹痰与夹瘀
    E. 邪浅与邪深

112. 痴呆的基本病机为
    A. 阴精不足，气血亏虚
    B. 髓海不足，神机失用
    C. 脏腑亏虚，痰瘀内阻
    D. 以虚为本，虚实夹杂
    E. 气滞血瘀，痰浊内阻

113. 痞满的基本病机是
    A. 食滞肠胃，痞塞不通
    B. 外邪内陷，阻塞气机
    C. 肝气郁滞，横逆犯脾
    D. 湿盛脾虚，气机阻滞
    E. 中焦气机不利，脾胃升降失职

114. 下列与腹痛病因病机无关的是
    A. 外感时邪
    B. 饮食不节
    C. 情志失调
    D. 阳气素虚
    E. 年高体虚

115. 下列各项，不属于癌病基本病理变化的是
    A. 毒聚
    B. 气滞
    C. 血瘀
    D. 痰结
    E. 疫毒入脏腑

116. 以肿势软如棉或硬如馒、大小不一、形态各异、无处不生、不红不热、皮色不变为特点的肿是
    A. 热肿
    B. 气肿
    C. 风肿
    D. 湿肿
    E. 痰肿

117. 下列有关切开法的注意事项中，错误的是
    A. 在关节部位，宜谨慎开刀，切口应越过关节
    B. 血瘤、岩肿不宜切开
    C. 患者体弱应先内服调补药，然后开刀
    D. 面部疔疮，尤其是口鼻部位，忌早期开刀
    E. 进刀时，刀头要求向上挑刺，不宜向下割划

118. 颜面疔疮的早期临床特征为
    A. 疮形如粟，肿势局限，顶高根软
    B. 疮形如粟，痛痒相兼，肿势弥漫

C. 疮顶凹陷，红肿灼痛，肿势弥漫

D. 疮形如粟，根深坚硬，状如钉丁

E. 初起一处粟粒样脓头，逐渐增多，肿势弥漫

119. 颈痈的病因病机是

   A. 风温、风热夹痰蕴结少阳、阳明之络

   B. 风温毒邪客于肺胃，积热上蕴，夹痰凝结

   C. 心脾湿热，火毒流于小肠，结于脐中，以致血凝毒滞而成

   D. 湿热火毒蕴结，营气不从，逆于肉里

   E. 湿热下注，壅遏不行，阻于脉络

120. 乳痈最常见的原因是

   A. 哺乳不洁

   B. 未哺乳

   C. 妇女多产

   D. 乳汁郁积

   E. 感受外邪

121. 下列关于瘿的叙述，错误的是

   A. 发于颈前结喉两侧

   B. 皮色不变

   C. 病程缠绵

   D. 多见于西北高原地带

   E. 肉瘿预后最差

122. 毛细血管瘤最显著的特点是

   A. 边界不清

   B. 瘤体巨大

   C. 质地坚硬

   D. 可压缩性大

   E. 皮色鲜红

123. 关于接触性皮炎，下列描述错误的是

   A. 马桶癣属于接触性皮炎

   B. 首次发病潜伏期1天左右

   C. 以一种皮损为主

   D. 皮损边界清楚

   E. 内治以清热解毒利湿为主

124. 淋病的临床特点是

   A. 尿频、尿急、尿痛

   B. 尿频、尿急、尿道刺痛或尿道溢脓

   C. 排尿困难和尿潴留

   D. 小腹疼痛

   E. 生殖器溃疡

125. 下列不用于尖锐湿疣涂敷的是

   A. 10%～25%的足叶草酯

   B. 1%～5%的5-氟尿嘧啶

   C. 30%～50%的三氯醋酸

   D. 地塞米松软膏

   E. 3%～5%的酞丁胺

126. 内痔的主要症状是

   A. 便血、肿块脱出、肛门坠胀

   B. 坠胀、疼痛、异物感

   C. 肛周瘙痒、分泌物、肿块脱出

   D. 突然肿胀、疼痛剧烈、可触痛性包块

   E. 便血、疼痛、便秘

127. 对诊断肛管直肠癌有重要意义的简易方法是

   A. X线检查

   B. B超检查

   C. 直肠指诊

   D. 病理组织学检查

   E. 纤维结肠镜检查

128. 慢性前列腺炎（精浊）的病机是

   A. 肾虚、湿热、瘀滞

   B. 湿热、瘀滞、血热

   C. 肾虚、瘀滞、痰浊

   D. 肾虚、血热、瘀滞

   E. 肝郁、湿热、肾虚

129. 2级坏疽局限的部位是
　　A. 足趾或手指部位
　　B. 足跖部位
　　C. 足背、足跟、踝关节及其上部
　　D. 膝关节以下
　　E. 膝关节与踝关节之间

130. 下列不属于子门功能的是
　　A. 预防外邪入侵的第二道关口
　　B. 主持排出月经
　　C. 娩出胎儿的关口
　　D. 合阴阳
　　E. 排出带下、恶露的关口

131. 妊娠足月，胎位下移，腰腹阵痛，有便意或"见红"者，是
　　A. 临产
　　B. 试胎
　　C. 弄胎
　　D. 分娩
　　E. 滑胎

132. 与妇科病的发生关系最密切的三脏是
　　A. 肺、肝、脾
　　B. 心、肾、肝
　　C. 肺、脾、肾
　　D. 心、脾、肝
　　E. 肝、脾、肾

133. 月经将至或正值经期的脉象是
　　A. 脉细无力
　　B. 脉缓滑
　　C. 脉细数
　　D. 脉沉弱
　　E. 脉多滑利

134. 下列不属于月经先期病因病机的是
　　A. 血瘀新血不守
　　B. 肝郁血热妄行

　　C. 阳盛血海不宁
　　D. 虚热迫血妄行
　　E. 气虚不能统血

135. 经行吐衄的发病机制主要是
　　A. 血热冲气上逆
　　B. 脾虚不能统血
　　C. 肝郁化热，迫血妄行
　　D. 肺肾阴虚，虚火伤络
　　E. 瘀血阻络，新血不归

136. 带下病的主要发病机理是
　　A. 外感湿邪，损及任、带，约束无力
　　B. 肾气不足，封藏失职，阴液滑脱而下
　　C. 湿邪影响任、带，任脉不固，带脉失约
　　D. 脾虚生湿，流注下焦，伤及任、带
　　E. 肝经湿热，流注下焦，伤及任、带

137. 妊娠病的治疗原则大多是
　　A. 治病与安胎并举
　　B. 先治病后安胎
　　C. 以安胎为主
　　D. 以治病为主
　　E. 下胎以益母

138. 异位妊娠的诊断要点，不包括
　　A. 有停经史
　　B. 高热
　　C. 阴道出血
　　D. 腹痛
　　E. 尿妊娠试验阳性

139. 下列关于产后发热感染邪毒证的临床表现，错误的是
　　A. 腹痛绵绵
　　B. 恶露有臭味
　　C. 恶露量多或少
　　D. 恶露色紫黑如败酱

E. 高热恶寒

140. 治疗产后血虚身痛的代表方剂是
    A. 肠宁汤
    B. 胶艾四物汤
    C. 黄芪桂枝五物汤
    D. 当归芍药散
    E. 归脾汤

141. 阴痒临床分型除肝经湿热外，还有
    A. 血虚生风
    B. 肝火上炎
    C. 脾虚湿胜
    D. 心火内扰
    E. 肝肾阴虚

142. 按公式计算，10岁小儿的身高应为
    A. 120cm
    B. 130cm
    C. 140cm
    D. 150cm
    E. 160cm

143. 小儿纯阳之体的含义是
    A. 虚阳
    B. 有阳无阴
    C. 阳亢阴亏
    D. 阳常有余
    E. 生长发育迅速

144. 下列不属于面呈青色所主疾病的是
    A. 寒证
    B. 痛证
    C. 瘀证
    D. 水饮证
    E. 惊痫

145. 小儿推拿疗法一般不用于治疗
    A. 泄泻

B. 腹痛
C. 厌食
D. 水肿
E. 斜颈

146. 下列不属于新生儿护养主要措施的是
    A. 拭口洁眼
    B. 断脐护脐
    C. 祛除胎毒
    D. 洗浴衣着
    E. 避免外伤

147. 下列不属于病理性胎黄的是
    A. 黄疸于出生后24小时内出现
    B. 黄疸在出生后10～14天消退
    C. 黄疸退而复现
    D. 黄疸持续加深
    E. 黄疸3周后仍不消退

148. 小儿感冒出现的兼证是
    A. 夹痰、夹滞、夹惊
    B. 夹风、夹痰、夹食
    C. 夹火、夹痰、夹瘀
    D. 夹风、夹惊、夹滞
    E. 夹食、夹滞、夹惊

149. 治疗鹅口疮心脾积热证的首选方剂是
    A. 清胃散
    B. 泻黄散
    C. 清热泻脾散
    D. 导赤散
    E. 凉膈散

150. 下列不属于积滞表现的是
    A. 不思乳食
    B. 形体消瘦
    C. 食而不化
    D. 脘腹胀满
    E. 大便酸臭

151. 营卫失调型汗证的汗出主要常见的部位是
    A. 遍身
    B. 手足心
    C. 头部与肩背
    D. 头额
    E. 胸胁

152. 单纯型肾病不具备的特征是
    A. 全身浮肿
    B. 大量蛋白尿
    C. 明显血尿
    D. 低蛋白血症
    E. 高脂血症

153. 突出表现为热退疹出的急性传染病是
    A. 麻疹
    B. 风疹
    C. 幼儿急疹
    D. 猩红热
    E. 水痘

154. 下列不属于十二经筋循行走向特点的是
    A. 均从四肢末端走向头身
    B. 行于体表
    C. 不入内脏
    D. 结聚于关节、骨骼部
    E. 入走体腔

155. 下列属于手阳明经腧穴主治特点的是
    A. 前头、鼻、口、齿病
    B. 后头、神志病
    C. 侧头、胁肋病
    D. 侧头、耳病
    E. 前头、胁肋病

156. 公孙穴所通的奇经是
    A. 任脉
    B. 督脉
    C. 冲脉
    D. 阳维脉
    E. 阳跷脉

157. 五输穴中以"所出"为
    A. 井
    B. 荥
    C. 输
    D. 经
    E. 合

158. 下列属于手太阴肺经的穴组是
    A. 中府、太渊、列缺、曲泽
    B. 中府、鱼际、列缺、尺泽
    C. 中府、太渊、尺泽、曲池
    D. 太渊、少商、孔最、合谷
    E. 少商、鱼际、商阳、孔最

159. 内踝高点上3寸，胫骨内侧面后缘的腧穴是
    A. 光明
    B. 绝骨
    C. 复溜
    D. 三阴交
    E. 输穴

160. 下列属于足少阴肾经的穴组是
    A. 至阴、太溪
    B. 涌泉、极泉
    C. 涌泉、至阴
    D. 涌泉、肓俞
    E. 俞府、公孙

161. 既是合穴，又是八会穴的穴位是
    A. 阳陵泉
    B. 委中
    C. 足三里
    D. 曲池
    E. 中脘

162. 胆囊穴的定位是在小腿外侧上部，当腓骨小头前下方凹陷处直下
   A. 1寸
   B. 1.5寸
   C. 2寸
   D. 2.5寸
   E. 3寸

163. 适用于皮肉浅薄部位腧穴的进针方法是
   A. 指切进针法
   B. 舒张进针法
   C. 夹持进针法
   D. 提捏进针法
   E. 单手进针法

164. 针灸治疗腰痛的主穴是
   A. 阿是穴、肾俞、太溪
   B. 委中、昆仑、太溪
   C. 阿是穴、大肠俞、委中
   D. 阿是穴、背俞穴、太溪
   E. 命门、昆仑、委中

165. 治疗中风中脏腑闭证，应选用的主穴是
   A. 水沟、内关、三阴交、极泉、尺泽、委中
   B. 水沟、十二井穴、太冲、丰隆、劳宫
   C. 关元、神阙
   D. 水沟、关元、神阙、丰隆、劳宫
   E. 丰隆、劳宫、三阴交、极泉、尺泽、委中

166. 心肾不交型不寐的配穴是
   A. 心俞、脾俞
   B. 太溪、肾俞
   C. 心俞、胆俞
   D. 行间、侠溪
   E. 足三里、内关

167. 针灸治疗落枕，病在督脉、太阳经者，应加用的腧穴是
   A. 大椎、束骨
   B. 风池、肩井
   C. 风池、合谷
   D. 内关、合谷
   E. 尺泽、孔最

168. 治疗耳鸣耳聋虚证，除局部穴位外，还应主选哪些经脉的穴位
   A. 手太阳、足少阴经穴
   B. 手少阳、足少阳经穴
   C. 手太阳、手少阳经穴
   D. 局部穴、足少阴经穴
   E. 足少阳、足少阴经穴

169. 治疗咽喉肿痛实证的主穴是
   A. 少商、合谷、尺泽、关冲
   B. 太溪、照海、列缺、鱼际
   C. 合谷、颊车、下关
   D. 内关、足三里、合谷
   E. 天枢、大椎、合谷

A2 型题

每道考题由两个以上相关因素组成或以一个简要病历形式出现，其下面有 A、B、C、D、E 五个备选答案，请从中选择一个最佳答案，并在答题卡上将相应题号的相应字母所属的方框涂黑。

170. 患者高热3天，体温在39～40℃之间波动，面红耳赤，烦躁不安，口渴喜冷饮，呼吸气促，尿少色黄，大便干燥，舌红苔黄而干，脉洪数。其病机是
   A. 阴偏盛
   B. 阳偏盛

C. 阳胜则阴病
D. 阴胜则阳病
E. 阳损及阴

171. 患者出现大量腹水、呼吸喘促、大小便不利等急重症状。应采用的治则是
    A. 虚则补之
    B. 标本兼治
    C. 通因通用
    D. 急则治标
    E. 缓则治本

172. 患者目无光彩，瞳神呆滞，面色晦暗，精神萎靡，身体沉重，反应迟钝，语声断续，意识蒙眬。其诊断是
    A. 得神
    B. 失神
    D. 假神
    C. 少神
    E. 神乱

173. 某人恶寒（或恶风）发热，头身疼痛，鼻塞流涕，咽喉痒痛，咳嗽，舌苔薄白，脉浮。应当诊断为
    A. 里证
    B. 表证
    C. 寒证
    D. 热证
    E. 虚证

174. 患者头晕目眩，少气懒言，倦怠乏力，腹泻，腹部坠胀，脱肛，舌淡苔白，脉弱。其证候是
    A. 气虚证
    B. 气闭证
    C. 气逆证
    D. 气陷证
    E. 气滞证

175. 患者，男，18岁。因高考失意而精神抑郁，表情淡漠，神志痴呆，举止失常，舌淡苔白腻，脉弦滑。最宜诊断为
    A. 痰迷心窍证
    B. 风痰上扰证
    C. 肝气郁结证
    D. 痰火扰神证
    E. 热扰心神证

176. 患儿，男，8岁。感冒数天，现出现高热，心烦口渴，出汗，舌红苔黄，脉洪大。治宜选用
    A. 金银花、连翘
    B. 竹叶、淡竹叶
    C. 石膏、知母
    D. 知母、黄柏
    E. 丹皮、赤芍

177. 患者，女，妊娠6个月。症见疲乏倦急，嗜睡懒言，四肢无力，近来胎动不安。治疗首选药物是
    A. 桑寄生
    B. 续断
    C. 杜仲
    D. 紫苏
    E. 白术

178. 患者，男，55岁。长期腰膝酸软冷痛，小便清长，近几日腹痛便秘。治疗首选的药物是
    A. 雄黄
    B. 雌黄
    C. 皂矾
    D. 硼砂
    E. 硫黄

179. 患者，男，50岁。昨日起憎寒壮热，头项强痛，肢体酸痛，无汗，鼻塞声重，咳嗽有痰，胸膈痞闷，舌淡苔白，脉浮

而按之无力。治宜选用

A. 参苏饮

B. 败毒散

C. 再造散

D. 柴葛解肌汤

E. 九味羌活汤

180. 患者，男，40岁。尿中带血，小便频数，赤涩热痛，舌红，脉数。治疗宜首选的方剂是

A. 导赤散

B. 八正散

C. 五苓散

D. 小蓟饮子

E. 萆薢分清饮

181. 患者右下腹肿痞，疼痛拒按，时自发热，自汗恶寒，舌苔薄腻而黄，脉滑数。治宜选用

A. 普济消毒饮

B. 三物备急丸

C. 大黄牡丹汤

D. 仙方活命饮

E. 黄连解毒汤

182. 患者，女，27岁。咳嗽少痰，鼻干咽燥，喉痒时连声作呛，头痛微寒，身热，舌苔薄黄。其治法为

A. 养阴清肺，化痰止咳

B. 清润肺燥，化痰止咳

C. 散寒宣肺，润燥止咳

D. 疏风清肺，润燥止咳

E. 清热涤痰，润肺止咳

183. 患者，男，34岁。咳嗽发热，胸痛，咳时尤甚，吐痰腥臭，咳吐脓血。应诊断为

A. 咳嗽

B. 肺痨

C. 肺胀

D. 肺痈

E. 肺痿

184. 患者，女，46岁。近日洗头后渐出现头痛如裹，肢体困重，纳呆胸闷，小便不利，大便溏泄，苔白腻，脉濡。其治法是

A. 疏散风寒

B. 疏风清热

C. 祛风胜湿

D. 化痰降逆

E. 平肝潜阳

185. 患者，女，34岁。产后出现眩晕，动则加剧，劳累即发，面色㿠白，唇甲不华，发色不泽，心悸少寐，神疲懒言，饮食减少，舌质淡，脉细弱。其辨证属

A. 肝阳上亢证

B. 气血亏虚证

C. 肾精不足证

D. 痰浊中阻证

E. 瘀血阻窍证

186. 患者，男，50岁。胃脘疼痛反复发作10年。近2天因饮食生冷后胃脘疼痛加剧，疼痛隐隐，进食后缓解，喜抚按和温熨。最佳的治疗方剂为

A. 小建中汤

B. 理中汤

C. 化肝煎

D. 黄芪建中汤

E. 香砂六君子汤

187. 患者，女，45岁。患胃疾多年，呕吐反复发作，时作干呕，口燥咽干，似饥而不欲食，舌红苔少，脉细数。其辨证属

A. 脾胃虚寒型呕吐

B. 饮食停滞型呕吐
C. 痰饮内停型呕吐
D. 胃阴不足型呕吐
E. 肝气犯胃型呕吐

188. 患者，男，34岁。2天前出现腹痛泄泻，经治无效。现泄泻清稀，甚者如水样，腹痛肠鸣，脘闷纳少，苔薄白，脉濡缓。应诊断为
A. 湿热泄泻
B. 寒湿泄泻
C. 食滞泄泻
D. 脾虚泄泻
E. 肾虚泄泻

189. 患者，女，47岁。下痢反复发作4年余。3天前因食海鲜后，出现腹痛腹泻，大便每天3～4次，大便为黏液血便，纳食减少，倦怠怯冷，舌质淡，苔白腻，脉虚数。治疗应首选
A. 连理汤
B. 理中汤
C. 桃花汤
D. 补中益气汤
E. 真人养脏汤

190. 患者，男，42岁，机关职员。大便数日不行，欲便不得，伴有胸胁胀满，腹中胀痛，善太息，食后腹胀尤甚，嗳气频作，舌苔略腻，脉弦。其辨证属
A. 热秘
B. 气秘
C. 湿秘
D. 气虚便秘
E. 阳虚便秘

191. 某女平素情绪不畅，2天前生气后出现胁肋胀痛，走窜不定，胸闷喜太息，纳食减少，嗳气频作，舌苔薄白，脉弦。

此证的治法和方剂是
A. 疏肝理气——柴胡疏肝散
B. 祛瘀通络——旋覆花汤
C. 清热利湿——龙胆泻肝汤
D. 养阴柔肝——一贯煎
E. 化痰降逆——涤痰汤

192. 患者，男，18岁。4天前突然出现目黄身黄，黄色鲜明，发热口渴，心中烦躁，恶心欲吐，小便短少而黄，大便秘结，舌苔黄腻，脉弦数。其辨证为
A. 湿热并重型黄疸
B. 寒湿阻遏型黄疸
C. 湿热蕴蒸，湿重于热型黄疸
D. 湿热蕴蒸，热重于湿型黄疸
E. 脾虚湿滞型黄疸

193. 患者，男，48岁。水肿半月余，从下肢开始，水肿渐延及全身，皮肤绷紧光亮，胸脘痞闷，烦热口渴，小便短赤，大便干结，舌红苔黄腻，脉濡数。其治法应为
A. 健脾化湿，通阳利水
B. 散风清热，宣肺行水
C. 宣肺解毒，利湿消肿
D. 温补脾肾，利水消肿
E. 分利湿热

194. 患者，女，60岁。小便涩痛，尿色淡红，反复发作，疼痛不重，形体消瘦，腰酸膝软，舌淡红，脉细。其诊断是
A. 血淋
B. 消渴
C. 热淋
D. 劳淋
E. 癃闭

195. 患者，女，50岁。多思善虑，心悸胆怯，少寐健忘，面色少华，头晕神疲，

食欲不振，舌淡，脉细弱。其证候是
A. 忧郁伤神证
B. 心脾两虚证
C. 阴虚火旺证
D. 气滞痰郁证
E. 气郁化火证

196. 患者，男，51岁。素患糖尿病10年，未予系统治疗。近2年来病情加重，小便频数量多，浑浊如脂膏，面色黧黑，腰膝酸软，形寒畏冷，阳痿不举，舌淡苔白，脉沉细无力。治疗应首选
A. 金匮肾气丸
B. 知柏地黄丸
C. 六味地黄丸
D. 消渴方
E. 玉女煎

197. 患者，男，56岁。发热而欲近衣被，形寒怯冷，四肢不温，少气懒言，头晕嗜卧，腰膝酸软，纳少便溏，面色㿠白，舌质淡胖，有齿痕，苔白润，脉沉细无力。其证候是
A. 血虚发热证
B. 气虚发热证
C. 阳虚发热证
D. 痰湿郁热证
E. 阴虚发热证

198. 患者肢体关节疼痛，痛势较剧，部位固定，遇寒加重，得热痛缓，局部皮肤有寒凉感，舌淡苔白，脉弦紧。治疗应首选
A. 防风汤
B. 乌头汤
C. 薏苡仁汤
D. 双合汤
E. 补血荣筋丸

199. 患者，女，52岁。左乳腺癌晚期，破溃外翻如菜花，疮口渗流血水，面色苍白，动则气短，身体瘦弱，不思饮食，舌淡红，脉沉细无力。其治法是
A. 疏肝解郁
B. 扶正解毒
C. 调理冲任
D. 化痰散结
E. 调补气血

200. 患者，女，35岁。颈前结喉两侧有肿物，表面光滑，可随吞咽上下移动，按之不痛，生长缓慢。辨其疾病是
A. 失荣
B. 肉瘤
C. 石瘿
D. 颈痈
E. 肉瘿

201. 患者头面部可见淡红色斑片，头皮瘙痒，头屑多，毛发干枯脱落，伴口干口渴，大便干燥，舌质偏红，舌苔薄白，脉细数。其证候是
A. 血热内蕴证
B. 风热血燥证
C. 肠胃湿热证
D. 心肾不交证
E. 血虚风燥证

202. 患者入冬后全身皮疹逐渐增多，呈点滴状，颜色鲜红，层层鳞屑，刮去鳞屑有点状出血，发展迅速，瘙痒剧烈，伴口干舌燥，咽喉疼痛，大便干燥，小便短赤，舌质红，舌苔薄黄，脉弦滑。其诊断及证候是
A. 白疕湿毒蕴阻证
B. 白疕气血瘀滞证
C. 白疕血虚风燥证
D. 白疕火毒炽盛证

E. 白疕血热内蕴证

203. 患者，女，21岁。手背部有5～6枚表面光滑的扁平丘疹，针头到米粒大，呈淡褐色，偶有瘙痒感。其诊断是
   A. 传染性软疣
   B. 寻常疣
   C. 掌跖疣
   D. 丝状疣
   E. 扁平疣

204. 患者，女，25岁。15天前因感冒服用速效感冒胶囊。2天前全身皮肤突然出现丘疹，瘙痒、口干、便秘、尿黄、舌红、苔黄、脉滑。治疗宜选
   A. 萆薢渗湿汤
   B. 龙胆泻肝汤
   C. 茵陈蒿汤
   D. 防风通圣散
   E. 辛夷清肺饮

205. 患者，男，40岁。后项部有红色多角形扁平丘疹，相互融合，阵发性剧烈瘙痒。其诊断为
   A. 荨麻疹
   B. 牛皮癣
   C. 湿疮
   D. 风瘙痒
   E. 风热疮

206. 患儿，男，3岁。双上肢及右下肢Ⅲ°烧伤20%体表面积，伤后第8天，体温不升，呼吸40次/分，淡漠不语，右下肢创面颜色变暗，创缘下陷，痂下少量积脓。治疗应首选
   A. 包扎疗法
   B. 暴露疗法
   C. 半暴露疗法
   D. 湿敷疗法

E. 手术疗法

207. 某女，月经50日一行，量少色淡，无块，头晕眼花，心悸少寐，舌淡，脉细。治疗应首选
   A. 大补元煎
   B. 归脾汤
   C. 八珍汤
   D. 参芪四物汤
   E. 柴胡疏肝散

208. 某女，月经量少，色淡质稀，腰脊酸软，足跟痛，夜尿多，舌淡，脉沉弱。其治法是
   A. 养血活血调经
   B. 补气养血调经
   C. 温补肾阳调经
   D. 补肾益精，养血调经
   E. 滋阴养血调经

209. 某女，因生气月经半年未行，伴烦躁易怒，少腹胀痛拒按，舌暗有瘀点，脉涩。其治法是
   A. 活血化瘀，行气止痛
   B. 疏肝解郁，清热除烦
   C. 理气活血，祛瘀通经
   D. 疏肝解郁，行气止痛
   E. 疏肝解郁，养血调经

210. 某女，经期衄血，量少色暗，头晕耳鸣，手足心热，月经先期，舌红少苔，脉细数。治疗应选用
   A. 清肝引经汤
   B. 安冲汤
   C. 固冲汤
   D. 顺经汤
   E. 两地汤

211. 某女，带下量多，色白或淡黄，质黏

稠，无臭气，面色萎黄，神疲纳呆，便溏足肿，舌淡苔白，脉缓弱。治疗的首选方剂为
A. 二妙散
B. 易黄汤
C. 完带汤
D. 内补丸
E. 补中益气汤

212. 某女，停经42天，尿妊娠试验阳性，恶心呕吐5天，食入即吐，呕吐物为食物及酸苦水，烦渴口苦，舌尖红，苔薄黄。治疗应选用的方剂是
A. 六君子汤
B. 香砂六君子汤
C. 小半夏加茯苓汤
D. 苏叶黄连汤
E. 旋覆代赭汤

213. 某女，怀孕6个月，脚肿渐及于腿，皮色不变，按之即起，头晕胸闷，舌苔薄腻，脉弦滑。其辨证应属
A. 脾虚证
B. 肾虚证
C. 血瘀证
D. 痰湿证
E. 气滞证

214. 某女，怀孕4个月，突感小便频数而急，尿赤灼痛，胸闷食少，舌红苔黄腻，脉滑数。治疗应首选
A. 导赤散
B. 加味五苓散
C. 龙胆泻肝汤
D. 八正散
E. 二妙散

215. 某女，产后1周，高热寒战，小腹疼痛拒按，恶露量较多，色紫暗如败酱，有臭味，烦躁口渴，尿少色黄，舌红苔黄，脉数有力。治疗宜首选
A. 保阴煎
B. 通窍活血汤
C. 解毒活血汤
D. 安宫牛黄丸
E. 清营汤

216. 某女，小腹部有一包块，坚硬，固定不移，疼痛拒按，面色晦暗，月经量多或少，经色紫暗有块，腰膝酸软，头晕耳鸣，舌边有瘀点，脉沉涩。治疗宜选用
A. 桂枝茯苓丸
B. 补肾祛瘀方
C. 香棱丸
D. 大黄牡丹皮汤
E. 开郁二陈汤

217. 某女，结婚3年未孕，月经2~3个月一行，量少色暗，头晕耳鸣，腰酸腿软，精神疲倦，小便清长，舌淡苔薄，脉沉细。治疗宜选用
A. 开郁种玉汤
B. 养精种玉汤
C. 启宫丸
D. 毓麟珠
E. 少腹逐瘀汤

218. 某女，小腹疼痛拒按，有灼热感，伴腰骶胀痛，带下量多，黄稠，有臭味，小便短黄，舌红，苔黄腻，脉弦数。其治法是
A. 补肾活血，化瘀止痛
B. 清热利湿，化瘀止痛
C. 清热凉血，化瘀止痛
D. 行气活血，化瘀止痛
E. 散寒除湿，化瘀止痛

219. 患儿盛夏外出游玩，现高热无汗，头痛

胸闷,身重困倦,纳呆,鼻塞流涕,苔白腻,脉数。治疗宜首选
A. 荆防败毒散
B. 银翘散
C. 新加香薷饮
D. 杏苏散
E. 桑菊饮

220. 患儿,10个月。高热烦躁,气急鼻扇,张口抬肩,喉中痰鸣,声如拽锯,口唇发绀。其治法是
A. 清热涤痰,开肺定喘
B. 清热解毒,止咳化痰
C. 辛凉开肺,清热化痰
D. 清热活血,泻肺化痰
E. 泻肺镇咳,清热化痰

221. 患儿,3个月。口腔黏膜散在白屑,形体怯弱,两颧潮红,口干不渴,脉细。治疗宜首选
A. 知柏地黄汤
B. 一贯煎
C. 六味地黄汤
D. 玉女煎
E. 都气丸

222. 患儿腹泻1天,大便清稀,中多泡沫,不甚臭秽,肠鸣腹痛,恶寒发热,舌质淡,苔白稍腻。其治法是
A. 消食化滞
B. 清热利湿
C. 疏风散寒
D. 疏风清热
E. 健脾利湿

223. 患儿,1岁。极度消瘦,皮肤干瘪起皱,貌似老人,啼哭无力,毛发干枯,腹部凹陷,大便时溏时秘,苔光。治疗宜首选

A. 参苓白术散
B. 归脾汤
C. 八珍汤
D. 人参养荣汤
E. 补中益气汤

224. 患儿,3岁。大便干结,排便困难,甚则便秘不通,面赤身热,腹胀或痛,小便短赤,口干口臭,舌质红,苔黄燥,脉滑实,指纹紫滞。其诊断是
A. 燥热便秘
B. 气滞便秘
C. 食积便秘
D. 气虚便秘
E. 血虚便秘

225. 患儿,3岁。全身明显浮肿,按之凹陷难起,腰腹下肢尤甚,畏寒肢冷,神疲倦卧,小便短少,纳少便溏,舌胖质淡苔白,脉沉细。其治法是
A. 疏风利水
B. 清热利湿
C. 健脾渗湿
D. 温肾健脾
E. 滋阴补肾

226. 患儿,7岁。睡中经常遗尿,小便清长,神疲面白,下肢怕冷无力,腰膝酸软,成绩较差。治疗宜首选
A. 菟丝子散
B. 肾气丸
C. 都气丸
D. 理中汤
E. 六味地黄汤

227. 患儿,1岁。发热1天,全身见散在细小淡红色皮疹,喷嚏,流涕,偶有咳嗽,精神不振,胃纳欠佳,耳后瘰核肿大,咽红,舌苔薄白。其诊断是

A. 麻疹
B. 奶麻
C. 风疹
D. 丹痧
E. 水痘

A. 上脘、胃俞
B. 合谷、内庭
C. 梁门、天枢
D. 期门、太冲
E. 脾俞、胃俞

228. 患儿，4岁。发热2天，纳差恶心，呕吐腹泻，口腔内可见数个疱疹，手、足掌心部出现米粒大小的斑丘疹、疱疹，疱液清亮，躯干处未见有皮疹，舌质红，苔薄黄腻，脉浮数。其证候是
A. 邪伤肺卫证
B. 邪犯肺脾证
C. 邪炽气营证
D. 湿热熏蒸证
E. 湿盛阴伤证

229. 患儿，8岁。两侧耳下腮部漫肿疼痛，咀嚼不便，伴低热、头痛，苔薄黄，脉浮数。治疗宜首选
A. 银翘散
B. 大柴胡汤
C. 柴胡葛根汤
D. 小柴胡汤
E. 柴葛解肌汤

230. 肠道虫证患儿，突然腹部绞痛，恶心呕吐，肢冷汗出，畏寒发热，舌苔黄腻，脉弦数。治疗宜首选
A. 乌梅丸
B. 四君子汤
C. 驱虫粉
D. 异功散
E. 贯众汤

231. 患者，女，20岁。每因情志不畅而呕吐，伴嗳气吞酸，胸胁胀满，平时心烦善怒，舌苔薄白，脉弦。治疗取穴除内关、足三里、中脘外，还应加用

232. 患者，男，45岁。大便秘结不通，排便艰难，伴腹胀痛，身热，口干口臭，喜冷饮，舌红，苔黄，脉滑数。治疗除取主穴外，还应选用的穴位是
A. 足三里、三阴交
B. 中脘、太冲
C. 神阙、关元
D. 合谷、曲池
E. 气海、脾俞

233. 患者，女，23岁。痛经9个月，经行不畅，小腹胀痛，拒按，经色紫红，夹有血块，血块下后痛即缓解，脉沉涩。治疗应首选
A. 足三里、太冲、三阴交
B. 中极、次髎、地机
C. 合谷、三阴交
D. 曲池、内庭
E. 合谷、归来

234. 患者，女，51岁。月经紊乱，潮热出汗，心悸，情绪不稳定。兼面色晦暗，精神萎靡，形寒肢冷，纳差腹胀，大便溏薄，尿意频数，舌淡，苔薄，脉沉细。治疗除主穴外，还要选用的是
A. 中脘、丰隆
B. 照海、阴谷
C. 关元、命门
D. 风池、太冲
E. 中脘、阴陵泉

235. 患者，女，20岁。食海鲜后皮肤出现大小不等、形状不一的风团，高起皮肤，

边界清楚，色红，瘙痒，伴恶心、肠鸣泄泻，舌红，苔黄腻，脉滑数。治疗除曲池、合谷、血海、膈俞、委中外，还应加取

A. 外关、风池
B. 足三里、天枢
C. 三阴交、天枢
D. 足三里、大横
E. 三阴交、风池

E. 内庭、曲池、太白

237. 患者，男，50岁。肩关节疼痛，痛有定处，抬举困难，夜间痛甚，劳累加剧。治疗应首选

A. 手太阳经穴
B. 近取穴为主
C. 分部近取穴与远取穴相结合
D. 循经取穴
E. 手少阳经穴

236. 患者，女，45岁。2天前感觉胁肋部皮肤灼热疼痛，皮色发红，继则出现簇集性粟粒大小丘状疱疹，呈带状排列，兼见口苦、心烦、易怒，脉弦数。治疗除取主穴外，还应选用的穴位是

A. 大椎、曲池、合谷
B. 行间、侠溪、阳陵泉
C. 血海、隐白、内庭
D. 足三里、阴陵泉、阳陵泉

238. 患者，男，31岁。目赤肿痛，羞明，流泪，伴头痛发热，脉浮数。治疗除取主穴外，还应选用

A. 太渊、风池
B. 外关、少商
C. 行间、侠溪
D. 太溪、鱼腰
E. 外关、四白

B1 型题

两道试题共用 A、B、C、D、E 五个备选答案，备选答案在上，题干在下。每题请从中选择一个最佳答案，并在答题卡上将相应题号的相应字母所属的方框涂黑。每个备选答案可能被选择一次、两次或不被选择。

A. 心
B. 肺
C. 脾
D. 肝
E. 肾

239. 在呼吸运动中，"气之主"是
240. 在呼吸运动中，"气之根"是

A. 眩晕
B. 吐血
C. 胃下垂
D. 咳喘
E. 腰痛

241. 脾不升清可见
242. 脾不升举可见

A. 肺、脾、肾
B. 心、脾、肾
C. 心、肺、肝
D. 肺、肾、肝
E. 肺、脾、心

243. 与气的生成关系最为密切的是
244. 与血的生成关系最为密切的是

A. 溢饮
B. 支饮

C. 悬饮
D. 痰饮
E. 留饮

245. 饮停肠间，则肠鸣沥沥有声者，称为
246. 水饮停留胸膈，则胸闷、咳喘而不能卧者，称为

A. 病邪易感性
B. 发病性质类型
C. 影响病势进退
D. 影响病程长短
E. 决定证候类型

247. 邪气对疾病的影响表现为
248. 体质对疾病的影响表现为

A. 热因热用
B. 实则泻之
C. 热者寒之
D. 寒者热之
E. 虚则补之

249. 属于反治原则的是
250. 属于从治原则的是

A. 独语
B. 错语
C. 郑声
D. 谵语
E. 狂言

251. 自言自语、喋喋不休、首尾不续、见人则止，称为
252. 神志不清、语无伦次、声高有力，称为

A. 口气酸臭
B. 口气腥臭
C. 口气腐臭
D. 口气臭秽
E. 口气臊臭

253. 胃肠积滞，口气多为
254. 体内有溃腐脓疡，口气多为

A. 肝气郁结证
B. 寒滞肝脉证
C. 气滞血瘀证
D. 寒凝血瘀证
E. 肾阳虚衰证

255. 经期小腹冷痛、经色紫暗有块者，多见于
256. 经期小腹胀痛，伴乳胀、胁肋不舒者，多见于

A. 促脉
B. 代脉
C. 结脉
D. 缓脉
E. 涩脉

257. 脉来时有一止，止有定数，良久方来的脉象是
258. 脉来缓而时止，止无定数的脉象是

A. 胃阴不足证
B. 胃热炽盛证
C. 食滞胃肠证
D. 胃阳亏虚证
E. 脾阳虚衰证

259. 食少腹胀，腹痛绵绵，大便溏泄，形寒肢冷，面白神疲，脉沉迟无力，证属
260. 干呕呃逆，胃脘嘈杂，口干咽燥，舌红少苔，证属

A. 肺肾气虚证
B. 肺气虚衰证
C. 脾肺气虚证
D. 心肺气虚证
E. 肾气不固证

261. 久病咳喘，乏力少气，呼多吸少，自汗耳鸣，舌淡脉弱，其证候是
262. 久病咳喘，胸闷心悸，乏力少气，自汗声低，舌淡脉弱，其证候是

A. 宣肺平喘
B. 温通经脉
C. 止血
D. 行气宽中
E. 胜湿止痛

263. 桂枝具有的功效是
264. 荆芥具有的功效是

A. 祛风湿，止痛，解表
B. 祛风湿，止痛，利水消肿
C. 祛风湿，利关节，解毒
D. 祛风湿，通络止痛，消骨鲠
E. 祛风湿，活血通络，清肺化痰

265. 独活的功效是
266. 羌活的功效是

A. 陈皮
B. 佛手
C. 青皮
D. 枳实
E. 荔枝核

267. 功能破气除痞、化痰消积的药物是
268. 功能疏肝破气、消积化滞的药物是

A. 2：1
B. 1：7
C. 1：1
D. 5：1
E. 6：1

269. 桂枝汤中芍药与桂枝的用量比例是
270. 小建中汤中芍药与桂枝的用量比例是

A. 舌绛苔干
B. 舌红少苔
C. 舌苔白腻
D. 舌苔黄腻
E. 舌红绛

271. 犀角地黄汤证的舌象是
272. 六味地黄丸证的舌象是

A. 痿证
B. 痉证
C. 痹证
D. 厥证
E. 痫病

273. 以突然昏仆、不省人事、口吐白沫、两目上视、四肢抽搐为主要表现的病证是
274. 以肢体筋脉弛缓、软弱无力，日久因不能随意运动而致肌肉萎缩为主要表现的病证是

A. 气瘿
B. 血瘿
C. 筋瘿
D. 肉瘿
E. 石瘿

275. 以山区、高原地区的青春期、怀孕期及哺乳期妇女多见的疾病是
276. 扫描图像多显示为冷结节的疾病是

A. 热疮
B. 火带疮
C. 蛇串疮
D. 疥疮
E. 湿疮

277. 多发生在皮肤黏膜交界处的是
278. 具有较强传染性的是

A. 皮肤呈橘皮样改变
B. 乳头内缩或抬高
C. 乳头有血性分泌物溢出
D. 癌肿固定，推之不移
E. 乳房皮肤呈炎症样改变

279. 乳腺癌侵犯局部皮肤淋巴管，可见
280. 乳腺癌侵犯表皮，可见

A. 肿痛
B. 流脓
C. 脱出

D. 便秘
E. 便血

281. 肛痈与血栓外痔的共有症状是
282. 肛痈与肛漏的共有症状是

A. 暗经
B. 激经
C. 暗产
D. 居经
E. 避年

283. 终生不来月经而能受孕者，称为
284. 身体无病而月经一年一行者，称为

A. 补气摄血
B. 养血活血
C. 温经养血
D. 补血调经
E. 行气活血

285. 血虚型月经后期的治法是
286. 血虚型月经过少的治法是

A. 疼痛剧烈，宛如锥刺
B. 关节疼痛，痛无定处
C. 四肢关节肿胀，发热疼痛
D. 肢体肿胀，麻木重着
E. 遍身关节疼痛，肢体酸楚麻木

287. 产后身痛，风邪偏胜，其疼痛特点是
288. 产后身痛，血虚经脉失养，其疼痛特点是

A. 解表清里，定喘止咳
B. 泻肺平喘，补肾纳气
C. 健脾益气，补肺固表
D. 健脾温肾，固摄纳气
E. 养阴清热，补益肺肾

289. 哮喘肺脾气虚证的治法是
290. 哮喘脾肾阳虚证的治法是

A. 大定风珠
B. 十全大补汤
C. 缓肝理脾汤
D. 固真汤
E. 逐寒荡惊汤

291. 治疗慢惊风脾虚肝亢证，应首选
292. 治疗慢惊风阴虚风动证，应首选

A. 益气升阳
B. 固涩小便
C. 升提固摄
D. 通利膀胱
E. 通淋止痛

293. 治疗尿频湿热下注证，除清热利湿外，还应
294. 治疗尿频脾肾气虚证，除温补脾肾外，还应

A. 申脉
B. 外关
C. 合谷
D. 后溪
E. 劳宫

295. 颈椎病患者，病在太阳经，配穴是
296. 颈椎病患者，病在阳明经，配穴是

A. 阿是穴、大肠俞、腰痛点、委中
B. 阿是穴、肩髃、肩髎、肩贞
C. 阿是穴、阳溪、阳池、阳谷
D. 阿是穴、膝眼、膝阳关、梁丘
E. 阿是穴、申脉、解溪、丘墟

297. 腕部扭伤的主穴是
298. 肩部扭伤的主穴是

A. 内庭、二间
B. 大杼、束骨
C. 肾俞、太溪
D. 外关、风池
E. 太溪、行间

299. 胃火牙痛，应加用的配穴是
300. 虚火牙痛，应加用的配穴是

试卷标识码：

中医师承和确有专长人员考核考前冲刺模考密卷（全解析）（二）

考生姓名：_____
准考证号：_____
考　　点：_____
考　场　号：_____

A1 型题

每一道试题下面有 A、B、C、D、E 五个备选答案，请从中选择一个最佳答案，并在答题卡上将相应题号的相应字母所属的方框涂黑。

1. 在病因学方面，提出著名的"三因学说"的医家是
   A. 王清任
   B. 华佗
   C. 张介宾
   D. 陈无择
   E. 巢元方

2. 《素问·疏五过论》所谓"尝贵后贱"可致"脱营"，体现的是
   A. 人体自身的完整性
   B. 自然环境对人体生理的影响
   C. 社会环境对人体生理的影响
   D. 自然环境对人体病理的影响
   E. 社会环境对人体病理的影响

3. "动极者，镇之以静；阴亢者，胜之以阳"体现的阴阳关系是
   A. 阴阳对立制约
   B. 阴阳互根互用
   C. 阴阳消长平衡
   D. 阴阳相互转化
   E. 阴阳相互交感

4. 属于"母病及子"的脏病相传的是
   A. 心病及肺
   B. 心病及肾
   C. 心病及肝
   D. 心病及脾
   E. 脾病及心

5. 对血液运行具有促进作用的是
   A. 心
   B. 肺
   C. 脾
   D. 肝
   E. 肾

6. 脾为"气血生化之源"的生理基础是
   A. 脾化生水谷精微
   B. 脾主升清
   C. 脾主统血
   D. 脾为后天之本
   E. 人以水谷为本

7. "利小便以实大便"治法的依据是
   A. 脾主运化水液
   B. 小肠泌别清浊
   C. 肺主通调水道
   D. 膀胱贮尿排尿
   E. 肾主司二便

8. 心与肝的关系主要表现在
   A. 血行方面
   B. 血行和神志活动方面
   C. 气血生成方面
   D. 神志方面
   E. 血液调节方面

9. 水谷精微与清气相结合生成的气是
   A. 卫气
   B. 营气
   C. 宗气
   D. 真气
   E. 中气

10. 对津液输布代谢的影响最为重要的腑是
    A. 胃

B. 小肠
C. 膀胱
D. 大肠
E. 三焦

11. 手、足阳明经的交接部位在
    A. 食指端
    B. 小指端
    C. 鼻翼旁
    D. 目内眦
    E. 目外眦

12. 奇经八脉中与脑、髓、肾关系密切的是
    A. 带脉
    B. 冲脉
    C. 任脉
    D. 督脉
    E. 阴跷脉

13. 先天禀赋决定着体质的相对
    A. 可变性
    B. 连续性
    C. 复杂性
    D. 普遍性
    E. 稳定性

14. 下列不是六淫致病特点的是
    A. 季节性
    B. 地域性
    C. 传染性
    D. 转化性
    E. 外感性

15. 六淫中，易导致疼痛的邪气是
    A. 风邪
    B. 寒邪
    C. 暑邪
    D. 湿邪
    E. 燥邪

16. 可致小便浑浊、涩滞不畅等症的邪气是
    A. 风邪
    B. 寒邪
    C. 暑邪
    D. 湿邪
    E. 燥邪

17. 下列不属于疫病发生流行原因的是
    A. 社会因素
    B. 气候因素
    C. 隔离因素
    D. 环境因素
    E. 体质因素

18. 劳神过度主要伤及的是
    A. 肝、脾
    B. 肺、脾
    C. 脾、肾
    D. 心、脾
    E. 心、肾

19. 下列不属于饮食不洁的是
    A. 不清洁食物
    B. 不卫生食物
    C. 陈腐变质食物
    D. 有毒食物
    E. 偏嗜某种食物

20. 下列属于痰饮致病特点的是
    A. 症状复杂，变幻多端
    B. 生风动血，易致疮痈
    C. 善动数变，百病之长
    D. 其性干涩，易伤肺津
    E. 气血凝滞，筋脉挛急

21. 下列不属于瘀血形成原因的是
    A. 气虚
    B. 气滞
    C. 血寒

D. 外伤
E. 过劳

22. 在原发病的基础上，继续发生新的疾病，称为
   A. 复发
   B. 合病
   C. 并病
   D. 继发
   E. 徐发

23. 证候虚实的"虚"是指
   A. 体质虚弱
   B. 气血虚弱
   C. 正气不足
   D. 邪留伤正
   E. 精气虚损

24. "至虚有盛候"的病机是
   A. 正气不足，邪气亢盛
   B. 气血不足，运行无力
   C. 阴阳衰竭，外邪乘袭
   D. 正气不足，实邪积聚
   E. 实邪内聚，耗伤正气

25. 因热极深伏，阳热内结而出现寒象者，其病理变化属于
   A. 阳盛格阴
   B. 阳盛则阴病
   C. 阴盛则寒
   D. 阳虚生外寒
   E. 热极生寒

26. 与气不足病变形成密切相关的脏是
   A. 心、脾、肾
   B. 肝、脾、肺
   C. 心、肺、肾
   D. 脾、肾、肺
   E. 肺、肝、肾

27. 与气陷病变密切相关的脏是
   A. 心
   B. 肺
   C. 脾
   D. 肝
   E. 肾

28. 与内寒病理形成，密切相关的脏是
   A. 心、肺
   B. 肺、脾
   C. 脾、肾
   D. 肝、肾
   E. 肾、心

29. 养生的基本原则中，重在调养的内脏是
   A. 心、肾
   B. 心、脾
   C. 肝、肾
   D. 肝、心
   E. 肾、脾

30. "治未病"是指
   A. 防止疾病的发生和发展
   B. 外避病邪和既病防变
   C. 未病先防和早期诊治
   D. 未病先防和既病防变
   E. 调养正气和控制病传

31. 下列属于从治治则的是
   A. 实则泻之
   B. 标本兼治
   C. 热因热用
   D. 阳病治阴
   E. 用寒远寒

32. 神在全身皆有表现，却突出地表现于
   A. 语言
   B. 动态
   C. 目光

D. 表情
E. 应答反应

33. 形成面色青的原因主要是
    A. 寒凝
    B. 湿阻
    C. 气虚
    D. 瘀滞
    E. 水停

34. 面色黄而虚浮,称为
    A. 萎黄
    B. 黄疸
    C. 阴黄
    D. 黄胖
    E. 阳黄

35. 形成囟填的主要原因是
    A. 肾气不足
    B. 气血不足
    C. 吐泻伤津
    D. 外感时邪
    E. 肾精不足

36. 舌体胖大,有齿痕,主
    A. 心血不足
    B. 肝血亏损
    C. 肾阴不足
    D. 肺气不足
    E. 脾虚湿盛

37. 苔质颗粒细腻致密,如油腻覆盖舌面,不易刮去,称为
    A. 腐苔
    B. 滑苔
    C. 腻苔
    D. 垢苔
    E. 润苔

38. 目窠凹陷属于
    A. 水肿
    B. 肝胆火炽
    C. 肾精耗竭
    D. 脾胃气衰
    E. 五脏精气衰竭

39. 小儿指纹紫红,多主
    A. 外感表证
    B. 里热实证
    C. 痛证、惊风
    D. 血络郁闭
    E. 脾虚、疳积

40. 湿痰的特征是
    A. 色黄黏稠
    B. 白而清稀
    C. 清稀多泡沫
    D. 白滑而量多
    E. 少而黏稠

41. 神志不清,语言重复,声音低微,时断时续,称为
    A. 谵语
    B. 郑声
    C. 独语
    D. 错语
    E. 语謇

42. 日晡热甚,伴有腹胀腹痛、大便秘结者,属于
    A. 外感热盛
    B. 阳明潮热
    C. 湿热潮热
    D. 阴虚潮热
    E. 气虚发热

43. 经常汗出,动后更甚者,其病机是
    A. 阳气虚弱

B. 气血两虚
C. 阴液不足
D. 血液亏损
E. 阴精匮乏

44. 小便频数、色黄急迫者，属于
   A. 肾阳不足
   B. 肾气不固
   C. 消渴
   D. 膀胱湿热
   E. 瘀血阻滞

45. 脾胃虚寒之人可见的症状是
   A. 口甜而腻
   B. 口中泛酸
   C. 口中酸馊
   D. 口淡无味
   E. 口苦或口咸

46. 小儿寸口短小，故一般切脉时可采用
   A. 三指密布法
   B. 二指切脉法
   C. 一指定关法
   D. 遍诊法
   E. 望食指络脉法

47. 濡脉的脉象表现是
   A. 脉来无力
   B. 脉来虚浮
   C. 脉来细软
   D. 脉来沉细
   E. 脉来浮而细软

48. 下列各项，不属于实证临床表现的是
   A. 大便秘结
   B. 五心烦热
   C. 痰涎壅盛
   D. 高热持续
   E. 胸闷烦躁

49. 下列不属于血虚证临床表现的是
   A. 头晕眼花
   B. 两颧潮红
   C. 心悸失眠
   D. 手足麻木
   E. 面白少华

50. 心血虚、心阴虚、心气虚、心阳虚的共有症状是
   A. 失眠
   B. 面白
   C. 健忘
   D. 多梦
   E. 心悸

51. 下列属于心热下移于小肠最主要的表现是
   A. 口舌生疮
   B. 面赤口渴
   C. 小便色赤灼痛
   D. 心烦失眠
   E. 大便秘结

52. 咳喘痰少，痰中带血，颧红，盗汗，口燥咽干，应诊断为
   A. 热邪犯肺证
   B. 肺肾阴虚证
   C. 肺阴虚证
   D. 燥邪犯肺证
   E. 肝火犯肺证

53. 下列对诊断肠热腑实证最有意义的是
   A. 壮热脉洪，汗出口渴
   B. 舌质红，苔黄厚而燥
   C. 神昏谵语，甚或狂乱
   D. 脉沉数或沉实有力
   E. 脐腹满痛，发热便秘

54. 脾气虚、脾阳虚、脾气下陷、脾不统血证的共同见症是

A. 畏寒肢冷
B. 食少便溏
C. 便血尿血，月经量多
D. 腹部疼痛，喜温喜按
E. 脘腹重坠，食后益甚

55. 脾气虚证与胃气虚证最有意义的鉴别点是
    A. 是否面色萎黄
    B. 是否大便稀溏
    C. 有无少气懒言
    D. 是否舌淡脉弱
    E. 有无神疲肢倦

56. 下列不属于肝病常见症状的是
    A. 少腹胀痛
    B. 月经不调
    C. 急躁易怒
    D. 眩晕肢颤
    E. 纳呆便溏

57. 肝阳上亢证眩晕的主要诊断依据是
    A. 急躁易怒，口苦口干
    B. 头目胀痛，舌红苔黄
    C. 耳鸣耳聋，噩梦纷纭
    D. 口咽干燥，潮热盗汗
    E. 腰膝酸软，头重脚轻

58. 可致妇人屡次滑胎，伴见腰膝酸软、神疲无力、舌淡苔白的是
    A. 脾气下陷证
    B. 肾精不足证
    C. 气血亏虚证
    D. 肾阳虚证
    E. 肾气不固证

59. 下列对诊断心肝血虚证最有意义的是
    A. 手足震颤，头晕目眩
    B. 心悸健忘，面白舌淡

C. 头晕目眩，月经停闭
D. 视物模糊，爪甲不荣
E. 失眠多梦，肢麻脉细

60. 下列属于脏腑阴虚证共同症状的是
    A. 心悸不寐
    B. 干咳痰少
    C. 饥不欲食
    D. 眩晕目涩
    E. 舌红少津

61. 下列属于"十八反"配伍药对的是
    A. 甘草与海藻
    B. 丁香与郁金
    C. 人参与五灵脂
    D. 三棱与莪术
    E. 川芎与牛膝

62. 治疗风热郁闭，咽喉肿痛，大便秘结者，应首选
    A. 薄荷
    B. 蝉蜕
    C. 菊花
    D. 蔓荆子
    E. 牛蒡子

63. 既能泻火解毒，又能清热安胎的药物是
    A. 紫苏
    B. 栀子
    C. 黄芩
    D. 黄柏
    E. 菊花

64. 松子仁除润肠通便外，还具有的功效是
    A. 利水消肿
    B. 生津止渴
    C. 润肺止咳
    D. 养血安神
    E. 益气健脾

65. 既能祛风湿，又能退虚热的药物是
    A. 地骨皮
    B. 青蒿
    C. 胡黄连
    D. 秦艽
    E. 黄柏

66. 豆蔻具有止呕的作用，善于治疗
    A. 胃热呕吐
    B. 胃寒呕吐
    C. 胃虚呕吐
    D. 妊娠呕吐
    E. 寒饮呕吐

67. 能利水湿、分清浊而止泻，尤宜于小便不利之水泻的药物是
    A. 滑石
    B. 木通
    C. 萆薢
    D. 车前子
    E. 金钱草

68. 临床上以治疗寒疝腹痛为主要用途的药物是
    A. 肉桂
    B. 吴茱萸
    C. 小茴香
    D. 荜澄茄
    E. 川乌

69. 既能行气宽中，又能利水消肿的药物是
    A. 大腹皮
    B. 青木香
    C. 天仙藤
    D. 川楝子
    E. 甘松

70. 消食兼可解表的药物是
    A. 山楂
    B. 神曲
    C. 麦芽
    D. 鸡矢藤
    E. 阿魏

71. 具有杀虫、消积、行气、利水、截疟功效的药物是
    A. 使君子
    B. 苦楝皮
    C. 槟榔
    D. 雷丸
    E. 鹤虱

72. 蒲黄入汤剂宜
    A. 先煎
    B. 后下
    C. 包煎
    D. 烊化
    E. 另煎

73. 既能活血，又能凉血，且能养血的药物是
    A. 丹参
    B. 大黄
    C. 鸡血藤
    D. 郁金
    E. 生地黄

74. 川贝母与浙贝母药性功效的主要区别是
    A. 川贝母偏于甘润，浙贝母偏于苦泻
    B. 川贝母能润肺化痰，浙贝母能利气散结
    C. 川贝母质优效佳，浙贝母质次效逊
    D. 川贝母益气润肺，浙贝母化痰散结
    E. 川贝母清热化痰，浙贝母润燥化痰

75. 治疗心悸失眠、健忘多梦、体虚多汗者，宜用
    A. 朱砂

B. 酸枣仁
C. 柏子仁
D. 合欢皮
E. 远志

76. 磁石可用治
   A. 肺气壅遏之咳喘
   B. 寒饮伏肺之咳喘
   C. 痰壅气逆之咳喘
   D. 肺热壅盛之咳喘
   E. 肾不纳气之虚喘

77. 既有芳香开窍，又具芳香化湿之效的药物是
   A. 麝香
   B. 藿香
   C. 冰片
   D. 石菖蒲
   E. 砂仁

78. 具有燥湿与利尿功效的补气药是
   A. 人参
   B. 白术
   C. 黄芪
   D. 扁豆
   E. 党参

79. 治疗肾阴亏虚、骨蒸潮热、口渴者，宜选用的药物是
   A. 天冬
   B. 麦冬
   C. 百合
   D. 南沙参
   E. 北沙参

80. 续断能治而杜仲不能治的病证是
   A. 胎动不安
   B. 肾虚腰痛
   C. 筋伤骨折

D. 风湿久痹
E. 肾虚阳痿

81. 治疗外感风寒表虚证，宜与桂枝配伍以调和营卫的药物是
   A. 麻黄
   B. 白芍
   C. 防风
   D. 生姜
   E. 干姜

82. 下列各项，不符合传统丸剂特点的是
   A. 不易变质
   B. 服用方便
   C. 吸收较为缓慢
   D. 药力比较持久
   E. 一般适用于慢性虚弱性病证

83. 九味羌活汤组成中不包含的药物是
   A. 防风、苍术
   B. 细辛、白芷
   C. 荆芥、秦艽
   D. 细辛、生地黄
   E. 川芎、甘草

84. 银翘散和桑菊饮的组成药物中均含有的是
   A. 连翘、杏仁、桔梗
   B. 金银花、杏仁、桔梗
   C. 连翘、薄荷、芦根
   D. 豆豉、薄荷、芦根
   E. 桑叶、竹叶、桔梗

85. 患者腹痛绕脐不止，大便秘而不通，手足欠温，苔白不渴，脉沉弦而迟。治宜选用
   A. 理中丸
   B. 温脾汤
   C. 大建中汤

D. 小承气汤
E. 大黄附子汤

86. 小柴胡汤证的发热特征是
   A. 身热夜甚
   B. 入暮潮热
   C. 往来寒热
   D. 日晡潮热
   E. 夜热早凉

87. 白虎汤中配伍粳米、炙甘草的主要用意是
   A. 健脾益气
   B. 健脾止泻
   C. 益气和中
   D. 益胃生津
   E. 调和药性

88. 清胃散中既有清热解毒作用，又寓"火郁发之"之意的药物是
   A. 黄连
   B. 生地黄
   C. 升麻
   D. 牡丹皮
   E. 当归身

89. 六一散的功用是
   A. 清暑利湿
   B. 疏风解暑
   C. 清暑益气
   D. 清热解暑
   E. 清心解暑

90. 当归四逆汤的功用是
   A. 温阳补血，散寒通滞
   B. 益气温经，和血通痹
   C. 温经散寒，养血祛瘀
   D. 温经散寒，养血通脉
   E. 温经补虚，化瘀止痛

91. 大柴胡汤重用生姜，是由于症见
   A. 呕不止
   B. 胸胁苦满
   C. 郁郁微烦
   D. 往来寒热
   E. 心下痞硬

92. 四君子汤的组方配伍所体现的特点是
   A. 补气之中有燥湿助运之功
   B. 补气之中有固表止汗之力
   C. 补气之中有升阳举陷之力
   D. 补气之中有养阴生津之力
   E. 补气之中有生血之功

93. 四物汤主治证候的病机是
   A. 肝肾不足
   B. 冲任亏虚
   C. 脾不生血
   D. 阴血亏虚
   E. 营血虚滞

94. 右归丸主治证候，不包括
   A. 形寒肢冷
   B. 纳差便溏
   C. 遗精带浊
   D. 腰酸脚弱
   E. 早衰无子

95. 牡蛎散中功专止汗的药物是
   A. 煅牡蛎
   B. 麻黄根
   C. 生黄芪
   D. 浮小麦
   E. 炒白术

96. 天王补心丹组成药物中的"三参"是指
   A. 党参、丹参、沙参
   B. 党参、丹参、玄参
   C. 人参、丹参、玄参

D. 人参、沙参、玄参
E. 党参、沙参、玄参

97. 下列各项，不属于紫雪主治的病症是
    A. 高热神昏
    B. 口渴不欲饮
    C. 谵语痉厥
    D. 舌绛苔干
    E. 脉弦数有力

98. 下列各项，不属于柴胡疏肝散组成药物的是
    A. 陈皮
    B. 芍药
    C. 川芎
    D. 香附
    E. 当归

99. 补阳还五汤的君药是
    A. 当归尾
    B. 生黄芪
    C. 川芎
    D. 赤芍
    E. 地龙

100. 镇肝熄风汤中配伍生麦芽的用意是
    A. 消食和中
    B. 疏肝和胃
    C. 化滞健脾
    D. 和胃护中
    E. 温中下气

101. 下列不属于杏苏散组成药物的是
    A. 半夏、茯苓
    B. 橘皮、前胡
    C. 荆芥、防风
    D. 枳壳、生姜
    E. 桔梗、大枣、甘草

102. 主治证候见发热恶寒，头痛，胸膈满闷或恶心呕吐，或肠鸣泄泻，舌苔白腻，脉濡或缓者。治疗宜首选的方剂是
    A. 九味羌活汤
    B. 麻黄汤
    C. 三仁汤
    D. 平胃散
    E. 藿香正气散

103. 主治证候见中阳不足，饮停心下的方剂是
    A. 六君子汤
    B. 小青龙汤
    C. 五苓散
    D. 参苓白术散
    E. 苓桂术甘汤

104. 眩晕头痛，胸闷呕恶，舌苔白腻，脉弦滑，治宜选用
    A. 半夏白术天麻汤
    B. 二陈汤
    C. 礞石滚痰丸
    D. 镇肝熄风汤
    E. 大定风珠

105. 下列不是鉴别风寒感冒与风热感冒依据的是
    A. 恶寒发热的孰轻孰重
    B. 咽喉肿痛与否
    C. 鼻塞流涕与否
    D. 口渴与不渴
    E. 舌苔黄与白，脉象浮数与浮紧

106. 下列不属于喘证特征的是
    A. 呼吸困难
    B. 张口抬肩
    C. 胸高胀满
    D. 鼻翼扇动
    E. 不能平卧

107. 下列肺痈成痈期的主症中，错误的是
    A. 胸部疼痛
    B. 寒战壮热
    C. 咳嗽气急
    D. 咳吐腥臭脓血
    E. 舌苔黄腻、脉滑数

108. 肺胀痰蒙神窍证，治疗方宜选
    A. 苏合香丸
    B. 礞石滚痰丸
    C. 指迷茯苓丸
    D. 涤痰汤
    E. 顺气导痰汤

109. 治疗肝火扰心型不寐，宜首选
    A. 安神定志丸
    B. 龙胆泻肝汤
    C. 朱砂安神丸
    D. 柴胡疏肝散
    E. 黄连阿胶汤

110. 治疗肝阳头痛的最佳方药是
    A. 芎芷石膏汤
    B. 天麻钩藤饮
    C. 大补元煎
    D. 半夏白术天麻丸
    E. 川芎茶调散

111. 下列不属于中风主症的是
    A. 猝然昏仆，不省人事
    B. 口眼㖞斜
    C. 语言不利
    D. 半身不遂
    E. 醒后如常人

112. 下列不属于痴呆诊断依据的是
    A. 记忆力减退，理解力下降
    B. 性情孤僻，表情淡漠，语言重复
    C. 抽象思维能力下降

    D. 无理由地欣快，易于激动或暴怒
    E. 精神错乱，语无伦次，静而多喜

113. 瘀血内结型噎膈的治疗主方是
    A. 启膈散
    B. 沙参麦冬汤
    C. 血府逐瘀汤
    D. 五汁安中饮
    E. 通幽汤

114. 瘀血内停型腹痛宜首选
    A. 血府逐瘀汤
    B. 少腹逐瘀汤
    C. 复元活血汤
    D. 失笑散
    E. 桃红四物汤

115. 治疗淋证的基本原则是
    A. 清热利湿通淋
    B. 标本兼顾
    C. 实则清利，虚则补益
    D. 忌汗、忌补
    E. 排石通淋

116. 下列属于悬饮病主症的是
    A. 心下满闷，呕吐清水痰涎
    B. 胸胁饱满，咳唾引痛
    C. 咳逆倚息，短气不得平卧
    D. 身体沉重，肢体浮肿
    E. 胃肠沥沥有声

117. 下列不属于颤证临床特征的是
    A. 头部及肢体颤抖不能自制
    B. 四肢抽搐
    C. 动作笨拙，活动减少
    D. 隐袭起病，逐渐加重
    E. 多发生于中老年人

118. 风胜作痒的特点是

A. 皮肤瘾疹，焮红灼热作痒
B. 浸淫四窜，黄水淋漓
C. 走窜无定，遍体作痒
D. 皮肤变厚、干燥、脱屑
E. 糜烂滋水淋漓，结痂成片

A. 海藻玉壶汤
B. 四海舒郁丸
C. 逍遥散
D. 桃红四物汤
E. 通气散结丸

119. 适用于乳漏疮口漏乳不止，脓腐已脱尽后的外治法是
A. 腐蚀法
B. 垫棉法
C. 切开法
D. 挂线法
E. 结扎法

124. 下列属于白秃疮特点的是
A. 灰白色鳞屑斑片
B. 特殊的鼠尿臭味
C. 愈后留有瘢痕
D. 毛发永久脱落
E. 病发基底有糜烂面

120. 蛇头疔，患指红肿胀痛，剧烈跳痛，透光患指可见深黑色阴影。此时治疗宜
A. 外敷金黄膏
B. 2%～10%黄柏溶液浸泡
C. 以猪胆套入患指
D. 切开引流
E. 艾灸

125. 下列不属于肛裂并发表现的是
A. 肛窦炎
B. 皮下瘘
C. 哨兵痔
D. 肛乳头肥大
E. 血栓痔

126. 下列不是肛瘘手术治疗原则的是
A. 正确寻找和处理内口
B. 最大限度地保留肛门功能
C. 创面保持引流通畅
D. 重视术后处理，防止假性愈合
E. 不可勉强行一次切开术

121. 丹毒总的病因病机是
A. 湿热蕴结
B. 血热火毒
C. 气血瘀滞
D. 气血不和
E. 肝郁脾虚

127. 无大便出血症状的是
A. 内痔
B. 肛裂
C. 肛瘘
D. 息肉
E. 锁肛痔

122. 乳痈初起，证属肝气不舒，胃热壅滞，内治应首选
A. 逍遥散
B. 透脓散
C. 四妙汤
D. 瓜蒌牛蒡汤
E. 牛蒡解肌汤

128. 锁肛痔便血的特点是
A. 黏液脓血便
B. 大便带血，颜色鲜红
C. 柏油样便
D. 水样便

123. 气瘿内治通常以疏肝理气、解郁消肿为主，宜选用的方剂是

E. 羊粪样便

129. 慢性前列腺炎直肠指诊前列腺的特征是
　　A. 前列腺增大，中央沟变浅或消失，无压痛
　　B. 前列腺肿胀，饱满，压痛明显
　　C. 前列腺缩小，质坚韧，光滑，无压痛
　　D. 前列腺弹性减弱，表面不光滑，可触及结节
　　E. 前列腺大小正常，或稍大或稍小，硬度增加或有结节，可有压痛

130. 臁疮的好发部位是
　　A. 前臂下 1/3
　　B. 小腿下 1/3
　　C. 臀部下 1/3
　　D. 大腿下 1/3
　　E. 足部

131. 下列关于肠痈，描述错误的是
　　A. 相当于西医的阑尾炎
　　B. 腹痛开始于上腹部或脐周
　　C. 腹痛转移到右下腹肠俞穴附近
　　D. 右下腹压痛
　　E. 可伴有轻度发热、恶心等症

132. 胞宫的主要生理功能是
　　A. 主月经
　　B. 主带下
　　C. 主孕育胎儿
　　D. 主月经和孕育胎儿
　　E. 主经、带、胎、产

133. 下列有关月经的叙述，错误的是
　　A. 一次经血总量为 50～80mL
　　B. 月经周期为 28～30 天
　　C. 经期为 3～7 天
　　D. 初潮约在 14 岁

E. 经血无臭味，夹少量血块

134. 月经病的辨证注重
　　A. 量色质味
　　B. 期量色质
　　C. 期色质味
　　D. 期量色味
　　E. 色质气味

135. 下列外治法不用于治疗慢性盆腔炎的是
　　A. 介入治疗
　　B. 中药离子导入
　　C. 宫腔注入
　　D. 直肠导入
　　E. 坐浴

136. 崩漏的主要病机是
　　A. 瘀血内阻，新血不守
　　B. 冲任损伤，不能制约经血
　　C. 脾虚气弱，统摄无权
　　D. 热伤冲任，迫血妄行
　　E. 肾气亏虚，封藏失职

137. 下列不属于气血虚弱型闭经临床表现的是
　　A. 月经 4 个月未潮
　　B. 心悸气短
　　C. 倦怠神疲
　　D. 头晕乏力
　　E. 舌淡脉弱

138. 下列不属于痛经常见证型的是
　　A. 气血虚弱证
　　B. 寒凝血瘀证
　　C. 痰饮阻滞证
　　D. 肾气亏损证
　　E. 气滞血瘀证

139. 下列不属于胎漏特点的是

A. 孕后阴道不时少量下血
B. 时下时止
C. 下血淋漓不断
D. 腹痛，阴道下血
E. 无腹痛、腰痛、小腹坠胀

140.《金匮要略·妇人产后病脉证治》中"产后三病"是指
A. 发热、郁冒、泄泻
B. 痉、泄泻、盗汗
C. 痉、昏迷、心悸
D. 发热、抽搐、大便难
E. 痉、郁冒、大便难

141. 治疗气血两虚型产后腹痛的主方是
A. 生化汤
B. 小建中汤
C. 肠宁汤
D. 当归芍药散
E. 八珍汤

142. 治疗气滞血瘀型癥瘕的代表方剂是
A. 血府逐瘀汤
B. 佛手散
C. 膈下逐瘀汤
D. 桃红四物汤
E. 香棱丸

143. 下列属于腹腔镜检查适应证的是
A. 严重的心脑血管疾病及肺功能不全
B. 严重的凝血功能障碍
C. 绞窄性肠梗阻
D. 大的腹壁疝或膈疝
E. 急腹症

144. 新生儿期是指出生后脐带结扎开始至满
A. 24 天
B. 28 天
C. 30 天
D. 42 天
E. 60 天

145. 正常小儿前囟关闭的年龄是生后
A. 6～8 个月
B. 8～10 个月
C. 10～12 个月
D. 12～18 个月
E. 18～24 个月

146. 婴儿大便呈果酱色，伴阵阵哭闹，多为
A. 痢疾
B. 伤食
C. 肠套叠
D. 消化道溃疡
E. 肠痉挛

147. 不属于小儿基本脉象的是
A. 浮脉
B. 沉脉
C. 迟脉
D. 数脉
E. 弦脉

148. 不属于小儿添加辅食原则的是
A. 由少到多
B. 由稀到稠
C. 由粗到细
D. 由一种到多种
E. 在婴儿健康时添加

149. 治疗寒湿阻滞型胎黄的首选方剂是
A. 茵陈蒿汤
B. 理中汤
C. 茵陈理中汤
D. 三仁汤
E. 小建中汤

150. 下列不属于肺炎喘嗽典型症状的是

A. 寒
B. 热
C. 咳
D. 喘
E. 扇

151. 治疗虚火上浮型口疮，常选六味地黄丸加
    A. 桂枝
    B. 肉桂
    C. 牛膝
    D. 生石膏
    E. 水牛角

152. 下列不属于急性肾炎临床特征的是
    A. 浮肿
    B. 血尿
    C. 蛋白尿
    D. 管型尿
    E. 高血压

153. 治疗心肾不交型遗尿常用导赤散合
    A. 交泰丸
    B. 牡蛎散
    C. 补心丹
    D. 朱砂安神丸
    E. 磁朱丸

154. 麻疹早期诊断的特征性依据是
    A. 高热起伏
    B. 玫瑰色斑丘疹
    C. 咳嗽频繁
    D. 目赤流泪
    E. 麻疹黏膜斑

155. 水痘与脓疱疮的最重要鉴别点是
    A. 好发季节
    B. 出疹部位
    C. 疱疹形状

D. 疱浆内容物
E. 是否瘙痒

156. 下列不属于血热妄行型紫癜临床表现的是
    A. 起病较急
    B. 斑色淡紫
    C. 鼻衄齿衄
    D. 心烦口渴
    E. 舌红，脉细数有力

157. 同名的手足阳经的交接部位是
    A. 头面部
    B. 颈项部
    C. 胸腹部
    D. 四肢末端
    E. 胸部

158. 腧穴分为
    A. 十四经穴、经外奇穴、阿是穴
    B. 十二经穴、经外奇穴、阿是穴
    C. 十四经穴、经外奇穴、特定穴
    D. 十二经穴、奇穴、特定穴
    E. 十四经穴、特定穴、阿是穴

159. 下列腧穴中，小肠的募穴是
    A. 中极
    B. 关元
    C. 气海
    D. 神阙
    E. 中脘

160. 耳后两乳突之间的骨度分寸是
    A. 4寸
    B. 6寸
    C. 8寸
    D. 9寸
    E. 12寸

161. 犊鼻穴下3寸，犊鼻与解溪连线上的腧穴是
    A. 上巨虚
    B. 下巨虚
    C. 光明
    D. 足三里
    E. 地机

162. 与目内眦和目外眦均发生联系的经脉是
    A. 小肠经
    B. 胆经
    C. 膀胱经
    D. 三焦经
    E. 胃经

163. 心包经的五输穴中的合穴是
    A. 内关
    B. 间使
    C. 曲泽
    D. 曲池
    E. 少海

164. 下列不属于大椎穴主治病证的是
    A. 热病、疟疾
    B. 骨蒸潮热
    C. 癫狂痫、小儿惊风
    D. 腹泻、痢疾、脱肛
    E. 风疹、痤疮

165. 捻转补泻法的泻法操作是
    A. 捻转角度小，频率快，用力轻
    B. 捻转角度大，频率慢，用力轻
    C. 捻转角度大，频率快，用力重
    D. 捻转角度小，频率快，用力重
    E. 捻转角度大，频率快，用力轻

166. 下列有关瘢痕灸的叙述，不正确的是
    A. 选用大小适宜的艾炷
    B. 施灸前先在所灸腧穴部位涂以少量大蒜汁
    C. 每壮艾炷不必燃尽，燃剩1/4时应易炷再灸
    D. 灸后1周左右，施灸部位化脓形成灸疮
    E. 常用于治疗哮喘、肺痨、瘰疬等慢性顽疾

167. 治疗阳明头痛，应配用
    A. 印堂、内庭
    B. 率谷、外关、足临泣
    C. 天柱、后溪、申脉
    D. 太冲、内关、四神聪
    E. 血海、膈俞、内关

168. 若辨证为痛痹，应对证选用的腧穴是
    A. 肾俞、关元
    B. 大椎、曲池
    C. 肝俞、太冲
    D. 膈俞、血海
    E. 阴陵泉、足三里

169. 眩晕痰湿中阻证的配穴是
    A. 气海、脾俞、胃俞
    B. 太溪、悬钟、三阴交
    C. 行间、侠溪、太溪
    D. 太溪、合谷、三阴交
    E. 头维、中脘、丰隆

170. 治疗感冒的主穴是
    A. 列缺、合谷、肺俞、太渊、大椎
    B. 太渊、肺俞、合谷、鱼际、三阴交
    C. 列缺、合谷、大椎、太阳、风池
    D. 鱼际、尺泽、膻中、肺俞、定喘
    E. 尺泽、肺俞、膏肓、太溪、足三里

171. 治疗落枕的主穴是
    A. 天柱、肩井、天髎、肩贞
    B. 养老、后溪、合谷、阳池

C. 阿是穴、外关、合谷、肩井
D. 阿是穴、外劳宫、后溪、悬钟
E. 后溪、外关、束骨、昆仑

172. 治疗目赤肿痛应选用的主穴是

A. 睛明、太阳、风池、合谷、太冲
B. 睛明、少商、外关、合谷、太冲
C. 行间、侠溪、风池、合谷、太冲
D. 少商、外关
E. 行间、侠溪

A2 型题

每道考题由两个以上相关因素组成或以一个简要病历形式出现，其下面有 A、B、C、D、E 五个备选答案，请从中选择一个最佳答案，并在答题卡上将相应题号的相应字母所属的方框涂黑。

173. 某癫痫患者，发作时喉中有声，口角流涎，舌苔白腻，脉象弦滑。应考虑的病因为
    A. 情志因素
    B. 痰浊因素
    C. 饮食因素
    D. 瘀血因素
    E. 过劳因素

174. 患者出现四肢厥冷、下利清谷、脉微欲绝，以及身热不恶寒、口渴面赤、脉大等症。应采用的治法是
    A. 热者寒之
    B. 急则治标
    C. 热因热用
    D. 通因通用
    E. 实则泻之

175. 患者脉象沉弦，在期门穴处有压痛，伴有厌食腹胀、大便不调。其诊断多属
    A. 脾病
    B. 胃病
    C. 肺病
    D. 肝病
    E. 肾病

176. 患者 2 天前感冒咳嗽，咳声不扬，吐痰黄稠，咽喉疼痛，呼吸气热，面赤，舌红苔黄而干，脉数有力。其病证多属
    A. 风邪犯肺
    B. 寒邪犯肺
    C. 热邪犯肺
    D. 燥邪犯肺
    E. 湿邪犯肺

177. 患者恶热喜凉，面红目赤，口渴喜冷饮，烦躁不安，或神昏谵语，腹满胀痛拒按，大便秘结，尿少色黄，舌红苔黄燥，脉洪、滑、数、实等。其辨证属
    A. 实热证
    B. 虚热证
    C. 虚寒证
    D. 实寒证
    E. 表实证

178. 患者胸胁脘腹胀闷、疼痛，症状时轻时重，部位常不固定，或窜痛、攻痛，嗳气或矢气后胀痛减轻，舌淡红，脉弦。其辨证属
    A. 血瘀证
    B. 气滞证
    C. 气滞血瘀证
    D. 气逆证
    E. 气虚血瘀证

179. 患者胸胁胀闷或走窜疼痛,性情急躁,胁下痞块,刺痛拒按,入夜更甚,舌紫暗或有瘀斑,脉弦涩。其证候是
   A. 气滞证
   B. 气滞血瘀证
   C. 气虚血瘀证
   D. 血瘀证
   E. 血寒证

180. 患者,男,29岁。近日来全身皮肤发黄前来就诊,伴有发热、头痛、恶心、呕吐,西医诊断为"急性传染性黄疸型肝炎",舌质红,苔黄腻,脉弦滑。治疗的最佳选药是
   A. 车前子
   B. 茵陈
   C. 泽泻
   D. 冬瓜皮
   E. 地肤子

181. 患者,女,12岁。壮热不恶寒3天,体温常午后升高,夜间高于白天,烦躁时谵语,舌红绛,脉细数滑。治疗宜首选
   A. 黄芩
   B. 石膏
   C. 薄荷
   D. 羚羊角
   E. 柴胡

182. 患者,女,30岁。皮疹瘙痒2周余。皮疹为红色粟粒状,每遇热或在阳光下即发,舌边尖红,苔薄白。治以祛风散热止痒,宜以蝉衣、薄荷等配伍
   A. 苦参
   B. 僵蚕
   C. 地肤子
   D. 龙胆
   E. 黄连

183. 患者腹痛,里急后重,下痢脓血,赤多白少,肛门灼热,渴欲饮水,舌红苔黄,脉弦数。治宜选用
   A. 芍药汤
   B. 大承气汤
   C. 白头翁汤
   D. 黄连解毒汤
   E. 葛根芩连汤

184. 患者,女,32岁。半年前行人工流产术,术后阴道出血,淋漓不断,持续半月余。此后每次月经来潮量多,继而淋漓,血色暗淡,四肢不温,面色萎黄,舌淡苔白,脉沉细无力。治疗宜首选的方剂是
   A. 固经丸
   B. 固冲汤
   C. 四物汤
   D. 温经汤
   E. 黄土汤

185. 患者痈疡初起,红肿焮痛,身热恶寒,苔薄白,脉数有力。治疗宜用的方剂是
   A. 黄连解毒汤
   B. 凉膈散
   C. 普济消毒饮
   D. 仙方活命饮
   E. 升麻葛根汤

186. 患者,女,56岁。平素嗜食肥甘厚腻,咳嗽反复发作,咳声重浊,痰多稠厚成块,晨起为多,胸闷食少体倦,苔白腻。其辨证为
   A. 风寒咳嗽
   B. 风热咳嗽
   C. 痰湿咳嗽
   D. 痰热咳嗽
   E. 内伤咳嗽

187. 患者，男，23岁。干咳，咳少量黏痰，有时痰中带血，胸部隐痛，午后手足心热，皮肤干灼，有盗汗，舌质红苔薄，脉细数。其辨证为
    A. 肺阴亏虚证
    B. 阴虚火旺证
    C. 气阴两虚证
    D. 阴阳两虚证
    E. 肺肾阴虚证

188. 患者，女，45岁。患者心悸，善惊易恐，坐卧不安，舌苔薄白，脉细弦。其辨证属
    A. 心血不足证
    B. 心虚胆怯证
    C. 饮邪上犯证
    D. 心阴不足证
    E. 心阳衰弱证

189. 患者，男，56岁。眩晕而见精神萎靡，少寐多梦，健忘，腰膝酸软，遗精耳鸣，五心烦热，舌质红，脉弦细数。治疗宜选
    A. 天麻钩藤饮
    B. 归脾汤
    C. 左归丸
    D. 右归丸
    E. 知柏地黄丸

190. 患者，女，40岁。近4天来胃脘胀痛，攻撑作痛，连及两胁，嗳气频频，舌苔薄白，脉弦。其辨证为
    A. 肝胃郁热证
    B. 肝气犯胃证
    C. 气滞血瘀证
    D. 饮食停滞证
    E. 肝郁化火证

191. 患者，女，37岁。昨晚洗凉水澡后，出现呕吐，呕吐胃内容物及清水，伴有恶寒发热，头身疼痛，胸脘满闷，舌苔白腻，脉濡缓。最佳的治疗方剂为
    A. 藿香正气散
    B. 苓桂术甘汤
    C. 小半夏汤
    D. 温胆汤
    E. 香砂六君子汤

192. 患者，男，34岁。饱食后腹痛肠鸣，泻下粪便臭如败卵，泻后痛减，泻而不爽，伴有不消化食物，脘腹胀满，嗳气酸腐，不思饮食，舌苔黄厚腻，脉滑。其最佳治法为
    A. 清热利湿，分利止泻
    B. 清暑化湿，健脾止泻
    C. 燥湿宽中，清肠止泻
    D. 芳香化湿，解表散寒
    E. 消食导滞，和中止泻

193. 患者，男，34岁。3天前出现腹痛，里急后重，下痢赤白黏冻，肛门灼热，小便赤涩，苔黄腻，脉滑数。其治法为
    A. 清热和中，化湿止泻
    B. 消食导滞，调和脾胃
    C. 清热除湿，调气行血
    D. 清热除湿，凉血解毒
    E. 清热除湿，健脾和中

194. 患者，女，51岁。自述有便意，但临厕之时努挣乏力，挣后汗出短气，而大便并不干硬，面色㿠白，舌淡嫩，苔薄，脉虚。治疗的首选方剂是
    A. 六磨汤
    B. 济川煎
    C. 黄芪汤
    D. 润肠丸
    E. 五仁丸

195. 患者，男，47岁。右胁下或见有癥块，疼痛如刺，痛处不移，入夜更甚，舌质紫暗，脉沉涩。最佳的治疗方剂是
A. 龙胆泻肝汤
B. 丹参饮合失笑散
C. 复元活血汤
D. 少腹逐瘀汤
E. 柴胡疏肝散

196. 患者黄疸日久，症见身目俱黄，黄色晦暗如烟熏，纳少脘闷，大便不实，神疲畏寒，口淡不渴，舌质淡，苔白腻，脉沉迟。治法宜用
A. 清热利湿，佐以通便
B. 利湿化浊，佐以清热
C. 健脾和胃，温中化湿
D. 调理脾胃，益气补血
E. 疏肝泄热，利胆退黄

197. 患者，男，20岁。2天前受凉后感头身酸痛、恶寒、发热、咽痛，旋即出现颜面及双下肢浮肿，尿少色黄赤，腰痛，咽喉红肿疼痛，舌暗红，苔薄黄，脉浮滑数。其辨证为
A. 风热证
B. 风水相搏证
C. 水湿浸渍证
D. 湿热壅盛证
E. 痰热壅肺证

198. 患者，男，40岁。病发于夏季，小便艰涩疼痛，尿道窘迫，曾排尿中断，腰腹绞痛难忍，舌红苔黄腻，脉弦数。应首先考虑的诊断是
A. 膏淋
B. 石淋
C. 热淋
D. 劳淋
E. 气淋

199. 患者，女，28岁。小便不畅，咽干咳嗽，烦渴欲饮，呼吸急促，舌红，苔薄黄，脉数。治疗宜选用
A. 八正散
B. 代抵当汤
C. 沉香散
D. 清肺饮
E. 补中益气汤

200. 患者心悸，气短，劳则尤甚，神疲体倦，自汗。治疗应首选
A. 补肺汤
B. 七福饮
C. 加味四君子汤
D. 大补元煎
E. 金匮肾气丸

201. 患者，女，28岁。产后乳房胀痛，乳房外上方皮肤焮红，肿块形似鸡卵，压痛明显，按之中软，有波动感，伴壮热口渴。其切开引流的部位及切口是
A. 循乳络方向做放射状切口
B. 乳晕旁做弧形切口
C. 脓肿处做任意切口
D. 以乳头为中心做弧形切口
E. 脓肿波动明显处做切口

202. 患者，女，19岁。半月前无意中发现颈部粗大，无异常不适。颈部呈弥漫性肿大，边缘不清，皮色不变，无触痛，并可扪及数个大小不等的结节，随吞咽动作而上下移动。其诊断是
A. 气瘿
B. 石瘿
C. 肉瘿
D. 瘿痈
E. 颈痈

203. 患者，男，45岁。左上臂内侧有一肿

块，呈半球形，暗红色，质地柔软，状如海绵，压之可缩小。应首先考虑的诊断是
- A. 气瘤
- B. 筋瘤
- C. 脂瘤
- D. 血瘤
- E. 肉瘤

204. 患者患湿疮十余年，皮损反复发作，足背及双肘部暗红斑快，粗糙肥厚，消退后留有色素沉着，剧痒难忍，遇热瘙痒加重。近日口干不欲饮，纳差，腹胀，舌淡，苔白，脉弦细。其辨证属
- A. 血虚风燥证
- B. 脾虚湿蕴证
- C. 湿热蕴肤证
- D. 气滞血瘀证
- E. 湿热浸淫证

205. 某女，突发风团鲜红，灼热剧痒，遇热加重，得冷则减，伴有发热、恶寒、咽喉肿痛，舌质红，苔薄白或薄黄，脉浮数。治疗宜选用
- A. 消风散
- B. 麻黄桂枝各半汤
- C. 防风通圣散
- D. 当归饮子
- E. 桃红四物汤

206. 患者腰痛，尿流突然中断，尿频、尿急、尿痛，小便浑赤，口干欲饮，舌红，苔黄腻，脉弦数。其适宜的方剂是
- A. 三金排石汤
- B. 金铃子散
- C. 石韦汤
- D. 济生肾气丸
- E. 六味地黄丸

207. 患者，男，30岁。近1周出现腰骶部及会阴部疼痛，小便频急，茎中热痛，尿色黄浊，苔黄腻，脉滑数。直肠指诊：前列腺饱满肿胀，有明显压痛，光滑无硬节。诊为精浊（前列腺炎），其病因病机是
- A. 肾阴不足
- B. 湿热蕴结
- C. 气滞血瘀
- D. 中气下陷
- E. 肾虚不固

208. 患者，男，65岁。患肢暗红、紫红或青紫，下垂更甚，肌肉萎缩，趺阳脉搏动消失，患肢持久性疼痛，夜间尤甚。其证候是
- A. 寒湿阻络证
- B. 血脉瘀阻证
- C. 湿热毒盛证
- D. 热毒伤阴证
- E. 气阴两虚证

209. 某女，近1年经量明显增多，或持续难净，色紫暗，有块，腹痛拒按，舌暗，脉细涩。现正值经期第3天，首选治疗方剂是
- A. 桃红四物汤
- B. 失笑散加三七、茜草、益母草
- C. 生化汤合芍药甘草汤
- D. 血府逐瘀汤加延胡索
- E. 通窍活血汤

210. 某女，月经持续10余天未净，量少色红质稠，咽干口燥，舌红少津，舌苔少，脉细数。治疗宜选
- A. 清经散
- B. 两地汤合二至丸
- C. 清热调血汤
- D. 六味地黄丸

E. 举元煎

211. 经前小腹灼热疼痛拒按，色暗质稠有块，带下黄稠，舌红苔黄腻，脉滑数。其治法是
    A. 清热活血，化瘀止痛
    B. 清热除湿，化瘀止痛
    C. 清热解毒，除湿止带
    D. 清热除湿，化瘀止带
    E. 清热凉血，化瘀止痛

212. 某女，月经周期先后不定，量多如注，持续10余天未净，婚后1年半，未避孕未孕。其诊断为
    A. 不孕症
    B. 崩漏
    C. 月经过多
    D. 经期延长
    E. 月经先后无定期

213. 患者，女，49岁。月经紊乱，时而畏寒，时而烘热汗出，头晕耳鸣，腰背冷痛，舌苔薄，脉沉弱。其治法是
    A. 温肾扶阳，佐以健脾
    B. 滋养肾阴，佐以潜阳
    C. 滋肾养阴，养血柔肝
    D. 滋肾宁心，交通心肾
    E. 补肾扶阳，滋肾养血

214. 某女，带下量多、色白，面色萎黄，纳少便溏，已1个月余。近3天带下转为黄色，质黏稠。治疗宜选用
    A. 止带方
    B. 易黄汤
    C. 完带汤
    D. 内补丸
    E. 二妙散

215. 某女，停经52天，阴道有少许出血3天，色鲜红，腰酸痛，心烦不安，口干咽燥，尿黄便结，舌红苔黄干，脉滑数，尿妊娠试验阳性。治宜首选
    A. 胎元饮
    B. 固阴煎
    C. 圣愈汤
    D. 保阴煎
    E. 举元煎

216. 患者，女，34岁，已婚。自然流产3次，现又停经42天，尿妊娠试验阳性。晨起恶心，近2天又有阴道出血，量少、色淡暗，伴头晕耳鸣、双腿酸软，舌淡苔白，脉沉滑尺弱。治疗应首选
    A. 胎元饮
    B. 泰山磐石散
    C. 加味阿胶汤
    D. 举元煎
    E. 补肾固冲汤

217. 产后28天，恶露不止，量多，色淡质稀，小腹空坠，神倦面白，舌淡，脉缓弱。治疗宜选
    A. 举元煎
    B. 补中益气汤
    C. 生化汤
    D. 保阴煎
    E. 胶艾汤

218. 某女，产后2天，乳汁涩少，质浓稠，乳房胀硬而痛。其最佳选方为
    A. 下乳涌泉散
    B. 八珍汤
    C. 通乳丹
    D. 丹栀逍遥散
    E. 补中益气汤

219. 某女，结婚4年未孕，月经38～45天一行，量少色淡，面色晦暗，腰酸腿

软,性欲淡漠,小便清长,大便不实,舌淡苔白,脉沉细。其治法是
A. 补肾益气,温养冲任
B. 燥湿化痰,理气调经
C. 疏肝解郁,养血理脾
D. 滋阴养血,调冲益精
E. 补肾暖宫,调补冲任

220. 某女,阴部干涩,灼热瘙痒,五心烦热,头晕目眩,耳鸣,腰酸,舌红少苔,脉细数无力。治宜
A. 清热利湿,杀虫止痒
B. 滋阴补肾,清肝止痒
C. 健脾益气,升阳除湿
D. 清热解毒,除湿止带
E. 健脾除湿,杀虫止痒

221. 患儿,7岁。发热1天,恶寒,无汗,头痛,鼻塞流清涕,喷嚏咳嗽,口不渴,咽不红,舌苔薄白,脉浮紧。其诊断是
A. 风寒感冒
B. 风热感冒
C. 暑邪感冒
D. 感冒夹滞
E. 感冒夹痰

222. 肺炎喘嗽病儿,现高热持续,咳嗽剧烈,气急鼻扇,面赤唇红,涕泪俱无,烦躁口渴,溲赤便秘,舌红干,脉滑数。其辨证应为
A. 风热闭肺证
B. 痰热闭肺证
C. 毒热闭肺证
D. 邪陷厥阴证
E. 邪陷心肝证

223. 患儿口腔溃疡3天,色红疼痛拒食,心烦口渴,小便短赤,舌尖红,脉细数。

病属口疮,其证候为
A. 脾胃积热证
B. 心火上炎证
C. 心肝火盛证
D. 虚火上浮证
E. 肝肾阴虚证

224. 患儿腹泻2天,泻下如注,粪色黄臭,夹有黏液,发热体倦,口渴喜饮。治疗应首选
A. 保和丸
B. 藿香正气散
C. 葛根芩连汤
D. 白头翁汤
E. 芍药汤

225. 患儿,11个月,早产。生后一直人工喂养,经常泄泻。近4个月来食欲不振,面色㿠白,唇舌爪甲苍白,毛发稀黄,精神萎靡,手足欠温,舌淡苔白,指纹淡;检查:血红蛋白60g/L。治疗应首选
A. 金匮肾气丸
B. 六味地黄丸
C. 右归丸
D. 理中丸
E. 小建中汤

226. 患儿,5岁。寒热起伏,全身肌肉酸痛,恶心呕吐,腹痛泄泻,心悸胸闷,肢体乏力,舌质红,苔黄腻,脉濡数。其证候是
A. 风热犯心证
B. 湿热侵心证
C. 气阴亏虚证
D. 心阳虚弱证
E. 痰瘀阻络证

227. 患儿,2岁。头部多汗,发稀枕秃,囟

门迟闭,出牙延迟,坐立行走无力,夜啼不宁,易惊多惕,甚则抽搐,纳呆食少,舌淡苔薄,脉细弦。其证候是
A. 脾虚肝旺证
B. 肾精亏损证
C. 肺肾阴虚证
D. 脾肾阳虚证
E. 肺脾气虚证

228. 患儿,8岁,平时胆小,考试成绩不佳,受家长打骂后突发惊惕,寐中坐起喊叫,神志恍惚,吐舌频频,四肢抽搐,舌苔白,脉弦滑。其诊断应为
A. 惊痫
B. 风痫
C. 痰痫
D. 慢脾风
E. 脾虚痰盛

229. 患儿,4岁。尿频、尿痛、尿急3天,伴发热、烦躁、口渴。治疗应首选
A. 桑螵蛸散
B. 导赤散
C. 八正散
D. 缩泉丸
E. 六一散

230. 患儿低热2天,鼻塞流涕,今日全身散在丘疹及疱疹,疱浆清亮,苔薄白,脉浮数。治疗应首选
A. 银翘散
B. 清胃解毒汤
C. 消风散
D. 透疹凉解汤
E. 清解透表汤

231. 患儿发热1天,喷嚏流涕,咳嗽轻微,全身出现细小淡红色丘疹,耳后及枕部瘰核肿大。应诊断为

A. 麻疹,初热期
B. 风疹,邪犯肺卫证
C. 麻疹,出疹期
D. 风疹,邪入气营证
E. 猩红热,邪侵肺卫证

232. 患儿紫癜时发时止,发时多伴鼻衄,血色鲜红,心烦盗汗,小便黄赤,大便干燥,脉细数。治疗应首选
A. 大补阴丸
B. 大定风珠
C. 一贯煎
D. 六味地黄丸
E. 知柏地黄丸

233. 患者,女,30岁。月经周期不规律,经量时多时少,经色紫暗,胸胁乳房作胀,小腹胀痛,苔薄白,脉弦。治疗除关元、三阴交、太冲外,应加用
A. 肾俞、太溪
B. 期门、太冲
C. 血海、太冲
D. 气海、归来
E. 归来、命门

234. 患者,女,28岁。月经40天左右1次,色暗有块,量少,行经时小腹冷痛,舌苔薄白,脉沉紧。针灸治疗时宜选用
A. 中极、三阴交、命门、太冲
B. 气海、三阴交、脾俞、中极
C. 三阴交、关元、命门、归来
D. 气海、三阴交、血海、太溪
E. 气海、三阴交、肾俞、足三里

235. 患者,女,32岁。行经后小腹部绵绵作痛,喜按,月经色淡,量少。针灸治疗应首选
A. 三阴交、中极、次髎
B. 足三里、太冲、中极

C. 丰隆、天枢、气海
D. 阴陵泉、中极、阳陵泉
E. 三阴交、足三里、气海

236. 患者，女，36岁。经血淋漓不净30天，血色淡，质稀薄，伴面色萎黄、神疲肢倦，舌淡，苔白，脉沉细无力。治疗除气海、三阴交、足三里外，应加取
    A. 肾俞、命门
    B. 然谷、太溪
    C. 百会、脾俞
    D. 隐白、血海
    E. 隐白、地机

237. 患儿，男，7岁。睡中遗尿，白天小便频而量少，劳累后遗尿加重，面白气短，食欲不振，大便易溏，舌淡苔白，脉细无力。治疗除取主穴外，还应选用

的是
A. 神门、阴陵泉、胃俞
B. 气海、肺俞、足三里
C. 次髎、水道、三阴交
D. 百会、神门、内关
E. 关元、肾俞、三阴交

238. 患者，女，45岁。受寒后出现颈项、肩背、上肢等部位疼痛，遇寒痛增，并有进行性肢体感觉和运动功能障碍，舌质淡苔白，脉弦紧。治疗除主穴外，还应加用
    A. 合谷、列缺
    B. 膈俞、合谷
    C. 肝俞、肾俞
    D. 合谷、手三里
    E. 中脘、内关

B1型题

两道试题共用A、B、C、D、E五个备选答案，备选答案在上，题干在下。每题请从中选择一个最佳答案，并在答题卡上将相应题号的相应字母所属的方框涂黑。每个备选答案可能被选择一次、两次或不被选择。

A. 心
B. 肺
C. 肝
D. 脾
E. 肾

239. 神志活动的主宰是
240. 调节情志活动的是

A. 心
B. 肺
C. 脾
D. 肝
E. 肾

241. 被称为"生之本"的是
242. 被称为"水火之宅"的是

A. 脾、胃
B. 肝
C. 肺
D. 心
E. 肾

243. 与津液的生成密切相关的脏腑是
244. 对津液输布起主宰作用的脏腑是

A. 久视
B. 久立
C. 久行
D. 久卧
E. 久坐

245. 最易伤骨的是
246. 最易伤气的是

A. 眩晕欲仆，肢麻震颤
B. 目睛上吊，四肢抽搐
C. 手足蠕动，目陷睛迷
D. 肢体麻木，手足拘挛
E. 皮肤干燥，瘙痒异常

247. 血虚生风可见
248. 热极生风可见

A. 表热证
B. 虚热证
C. 假热证
D. 里热证
E. 实热证

249. 阳中求阴的治法用于治疗
250. 热因热用的治法用于治疗

A. 热
B. 寒
C. 风
D. 气
E. 虚

251. 疼痛而皮色不红、不热，得暖则痛缓。其痛的原因是
252. 攻痛无常，时感抽掣，喜缓怒甚。其痛的原因是

A. 完谷不化
B. 便下脓血
C. 下注黄糜
D. 时干时稀
E. 先干后稀

253. 肝郁脾虚时粪便的特点是
254. 脾肾阳虚时粪便的特点是

A. 滑脉
B. 涩脉
C. 弦脉
D. 濡脉
E. 细脉

255. 主痰饮、食积的脉象是
256. 主脾虚、湿困的脉象是

A. 真寒假热
B. 真热假寒
C. 表热
D. 里热
E. 里寒

257. 初按肌肤热甚，久按反转轻的是
258. 按之四肢厥冷而胸腹灼热的是

A. 肾气不固证
B. 肾阴虚证
C. 肾阳虚证
D. 心肾不交证
E. 肾精亏损证

259. 临房早泄，腰酸耳鸣，心烦多梦，盗汗，脉细数。宜诊断为
260. 临房早泄，面白神疲，形寒肢冷，腰酸耳鸣。宜诊断为

A. 胸胁胀痛，腹胀纳呆
B. 胸胁胀痛，胃脘胀满
C. 脘腹胀满，尿少水肿
D. 胸胁灼痛，咳嗽咯血
E. 颧红胁痛，腰膝酸软

261. 肝胃不和证可见
262. 肝脾不调证可见

A. 肺痈
B. 肠痈
C. 乳痈
D. 丹毒
E. 疔疮

263. 鱼腥草尤善治
264. 蒲公英尤善治

A. 既能散寒止痛，又能回阳
B. 既能散寒止痛，又能助阳

C. 既能散寒止痛，又能潜阳
D. 既能散寒止痛，又能通阳
E. 既能散寒止痛，又能升阳

265. 附子、干姜都具有的功效是
266. 肉桂、丁香都具有的功效是

A. 水火烫伤
B. 胎热不安
C. 手足皲裂
D. 须发早白
E. 胃热呕吐

267. 地榆善治
268. 侧柏叶善治

A. 银翘散
B. 补中益气汤
C. 小柴胡汤
D. 大柴胡汤
E. 败毒散

269. 患者往来寒热，胸胁苦满，默默不欲饮食，心烦喜呕，口苦，咽干，目眩，舌苔薄白，脉弦。治宜用
270. 患者憎寒壮热，头项强痛，肢体酸痛，无汗，咳嗽有痰，胸膈痞满，舌淡苔白，脉浮按之无力。治宜用

A. 益气升阳举陷
B. 补气固表止汗
C. 益气活血
D. 益气行水消肿
E. 益气生血

271. 补中益气汤中黄芪的作用是
272. 当归补血汤中黄芪的作用是

A. 黄芩、蔓荆子
B. 柴胡、川芎
C. 吴茱萸、藁本
D. 葛根、白芷
E. 羌活、川芎

273. 太阳经的引经药为
274. 厥阴经的引经药为

A. 防风通圣散
B. 清暑汤
C. 五味消毒饮
D. 五神汤
E. 仙方活命饮

275. 热毒蕴结型疖宜选用的内服方是
276. 暑热浸淫型疖宜选用的内服方是

A. 乳汁郁积，肝郁胃热
B. 气郁痰瘀，冲任不调
C. 肝肾亏损，冲任失调
D. 肺肾阴虚，痰火循经结于乳房
E. 肝郁化火，迫血妄行

277. 乳癖的病机是
278. 乳痈的病机是

A. 大便滴鲜血，无肿物脱出
B. 大便滴或射鲜血，可有肿物脱出
C. 大便带血，肛门疼痛
D. 大便带血，血色暗红，肛门坠胀
E. 一般不出血，大便时痔核脱出肛外

279. Ⅱ期内痔的主要症状是
280. 陈旧性肛裂的主要症状是

A. 清凉膏
B. 金黄膏
C. 生肌白玉膏
D. 黄连膏
E. 黑布膏

281. 小面积烧伤初期可用
282. 小面积烧伤后期腐脱新生时可用

A. 加减苁蓉菟丝子丸
B. 加减一阴煎
C. 保阴煎
D. 调肝汤

E. 右归丸
283. 肾气不足型闭经的最佳选方是
284. 肾气不足型痛经的最佳选方是

　A. 脾虚带下
　B. 肾阳虚带下
　C. 湿热带下
　D. 湿毒带下
　E. 阴虚夹湿带下

285. 带下量多，色淡黄，质稀薄，无臭气，多属
286. 带下量多，绵绵不断，质清稀如水，无臭气，多属

　A. 胎元饮
　B. 寿胎丸
　C. 圣愈汤
　D. 保阴煎
　E. 泰山磐石散

287. 治疗肾虚型胎漏、胎动不安的主方是
288. 治疗气血虚弱型胎动不安的主方是

　A. 哮喘
　B. 肺炎
　C. 白喉
　D. 顿咳
　E. 感冒

289. 夜咳连声并伴鸡鸣样回声者为
290. 咳声嘶哑如犬吠样者为

　A. 银翘散
　B. 桑菊饮
　C. 银翘马勃散
　D. 牛蒡甘桔汤
　E. 麻杏石甘汤

291. 感冒风热犯表证首选的治疗方剂是
292. 乳蛾风热搏结证首选的治疗方剂是

　A. 清瘟败毒饮
　B. 犀角地黄汤
　C. 羚角钩藤汤
　D. 清营汤
　E. 白虎汤

293. 治疗气营两燔型急惊风的首选方是
294. 治疗邪陷心肝型急惊风的首选方是

　A. 手阳明、足阳明经穴
　B. 手阳明、足太阴经穴
　C. 局部阿是穴、夹脊穴
　D. 足阳明、足太阴经穴
　E. 足阳明、手太阴经穴

295. 针灸治疗瘾疹，应主选的是
296. 针灸治疗蛇串疮，应主选的是

　A. 阿是穴、大肠俞、腰痛点、委中
　B. 阿是穴、肩髃、肩髎、肩贞
　C. 阿是穴、阳溪、阳池、阳谷
　D. 阿是穴、膝眼、膝阳关、梁丘
　E. 阿是穴、申脉、解溪、丘墟

297. 腰部扭伤的主穴是
298. 踝部扭伤的主穴是

　A. 内庭、鱼际
　B. 列缺、照海
　C. 风池、外关
　D. 行间、侠溪
　E. 太溪、鱼际

299. 治疗咽喉肿痛之外感风热证，宜加配的穴位是
300. 治疗咽喉肿痛之肺胃热盛证，宜加配的穴位是

试卷标识码：

中医师承和确有专长人员考核考前冲刺模考密卷（全解析）（三）

考生姓名：_____

准考证号：_____

考　　点：_____

考　场　号：_____

A1 型题

每一道试题下面有 A、B、C、D、E 五个备选答案，请从中选择一个最佳答案，并在答题卡上将相应题号的相应字母所属的方框涂黑。

1. 金元四大家中"寒凉派"的代表医家是
   A. 朱震亨
   B. 张从正
   C. 王清任
   D. 叶桂
   E. 刘完素

2. 中医学关于"证"的概念是
   A. 对阴阳气血失调临床表现的概括
   B. 对疾病症状与体征的鉴别概括
   C. 对疾病表现症状的综合概括
   D. 对疾病症状与体征的分析概括
   E. 对疾病发展过程中某一阶段的病理概括

3. "阴阳者，天地之道也，万物之纲纪"体现的阴阳特性是
   A. 相关性
   B. 普遍性
   C. 可分性
   D. 转化性
   E. 规定性

4. 下列属于应用"实则泻其子"治则的治法是
   A. 肝火旺泻心
   B. 肝火旺泻胆
   C. 肝火旺泻脾
   D. 肝火旺泻肺
   E. 肺热旺泻大肠

5. 下列说法错误的是
   A. 舌为心之苗
   B. 汗为心之液

   C. 心为神之舍
   D. 心其华在面
   E. 心为血之府

6. 肝主疏泄生理功能的核心是
   A. 调畅情志
   B. 疏泄气机
   C. 促进脾胃运化
   D. 促进生殖
   E. 促进血行和津液代谢

7. 膀胱的贮尿、排尿功能有赖于
   A. 膀胱的气化
   B. 膀胱的固摄
   C. 肾的气化固摄
   D. 三焦的气化
   E. 肺气的肃降

8. 气机升降的枢纽是
   A. 心肾
   B. 肝肺
   C. 脾胃
   D. 肺脾
   E. 肾肝

9. 具有营养全身和化生血液作用的气是
   A. 元气
   B. 营气
   C. 宗气
   D. 卫气
   E. 谷气

10. 与津液化汗、化尿相关的气的功能是
    A. 推动作用

B. 温煦作用
C. 防御作用
D. 气化作用
E. 固摄作用

11. 下列各组经脉中，从手指末端走向头面部的是
    A. 胃、大肠、胆经
    B. 心、脾、胆经
    C. 小肠、三焦、胃经
    D. 大肠、小肠、三焦经
    E. 胆、大肠、三焦经

12. 与月经关系最密切的奇经是
    A. 冲脉、任脉
    B. 冲脉、督脉
    C. 任脉、带脉
    D. 阴维脉、阳维脉
    E. 阴跷脉、阳跷脉

13. 后天各种因素使体质具有
    A. 可变性
    B. 稳定性
    C. 全面性
    D. 普遍性
    E. 复杂性

14. "六淫"是指
    A. 六气
    B. 六气的太过和不及
    C. 六种毒气
    D. 六种外感病邪的统称
    E. 风、寒、暑、湿、燥、火

15. 六淫中易扰心神的邪气是
    A. 风邪
    B. 寒邪
    C. 火邪
    D. 湿邪

E. 燥邪

16. 下列属于风性善行致病特点的是
    A. 手足震颤
    B. 四肢抽搐
    C. 关节游走性疼痛
    D. 角弓反张
    E. 四肢麻木

17. 下列不属于疠气致病特点的是
    A. 发病急、病情重
    B. 传染性强
    C. 流行性强
    D. 症状相似
    E. 易阻滞气机

18. 具有随气流行，机体内外无处不至特征的致病因素是
    A. 痰饮
    B. 瘀血
    C. 结石
    D. 疠气
    E. 风邪

19. 下列不属于瘀血致病特点的是
    A. 易于阻滞气机
    B. 影响新血生成
    C. 影响血脉运行
    D. 病位较为固定
    E. 易于蒙蔽神明

20. 《素问·生气通天论》所谓"冬伤于寒，春必温病"的发病类型属于
    A. 感邪即发
    B. 徐发
    C. 伏而后发
    D. 复发
    E. 继发

21. "实"的病机最根本的是
    A. 邪气亢盛
    B. 脏腑功能旺盛
    C. 气血瘀滞明显
    D. 水液蓄积过盛
    E. 痰浊壅滞过盛

22. 阳偏盛的病机主要是指
    A. 阳气充足,功能旺盛
    B. 阴虚阳亢,功能虚性亢奋
    C. 阳气偏盛,功能亢奋,热量过剩
    D. 火热病邪,损伤阴液
    E. 素体阴虚阳盛

23. 阴寒内盛而出现热象者,其病变多为
    A. 阴盛则阳病
    B. 寒极生热
    C. 阴盛格阳
    D. 阴虚则热
    E. 阳盛则热

24. "阴盛则阳病"的病机主要是指
    A. 阴寒内盛而致阳气内郁
    B. 阴寒内盛而致阳部受病
    C. 阴寒内盛而致阳气受损
    D. 阴寒内盛而致阳气不运
    E. 阴寒内盛而致阳气不升

25. 气逆病变多见于
    A. 肝、脾、肾
    B. 肺、脾、肾
    C. 脾、胃、肾
    D. 肺、肝、胃
    E. 肺、肝、肾

26. 与风气内动病机形成密切相关的脏是
    A. 心
    B. 肺
    C. 脾
    D. 肝
    E. 肾

27. 养生原则中的"调神",必须以下列哪项为首务
    A. 健脑
    B. 补脾
    C. 养心
    D. 调肝
    E. 益肾

28. "见肝之病,知肝传脾,当先实脾"的治法属于
    A. 控制疾病传变
    B. 提高抗邪能力
    C. 避免病邪侵入
    D. 早期诊断治疗
    E. 防止疾病发生

29. 下列适宜于"塞因塞用"治法的病症是
    A. 食积腹泻
    B. 血瘀崩漏
    C. 气滞腹胀
    D. 脾虚泄泻
    E. 气虚便秘

30. 用消食导滞的药物治疗食积腹泻,属于
    A. 治寒以热
    B. 热者寒之
    C. 热因热用
    D. 塞因塞用
    E. 通因通用

31. 下列属于"假神"表现的是
    A. 语无伦次
    B. 面部潮红
    C. 反应迟钝
    D. 突然能食
    E. 表情淡漠

32. 形成面色黄的原因主要是
    A. 阴寒内盛
    B. 脾虚湿蕴
    C. 心肺气虚
    D. 肾阴亏损
    E. 肾阳不足

33. 两颧部潮红主
    A. 心火亢盛
    B. 阴虚内热
    C. 阳明实热
    D. 虚阳浮越
    E. 气虚发热

34. 根据目与五脏的对应关系，则白睛属
    A. 肺
    B. 脾
    C. 心
    D. 肝
    E. 肾

35. 舌体瘦薄、舌色淡白的临床意义是
    A. 阴亏
    B. 伤津
    C. 气血两虚
    D. 阳虚
    E. 寒湿

36. 红舌兼见苔黄厚，多见于
    A. 里实热证
    B. 虚热证
    C. 湿热证
    D. 血瘀证
    E. 表证

37. 牙龈红肿而痛者，多属
    A. 肝火上炎
    B. 脾经有热
    C. 胃火上攻
    D. 胃阴虚火旺
    E. 肾阴虚火旺

38. 小儿指纹达于气关的临床意义是
    A. 邪气入络，邪浅病轻
    B. 邪气直中脏腑，病情较重
    C. 邪气入经，邪深病重
    D. 邪入脏腑，病情严重
    E. 病情凶险，预后不良

39. 痰色白清稀而多泡沫者，为
    A. 风痰
    B. 寒痰
    C. 热痰
    D. 湿痰
    E. 燥痰

40. 呕吐声音壮厉，吐物为胶黏黄水，或酸或苦，多为
    A. 实热之证
    B. 虚寒之证
    C. 热扰神明
    D. 食滞胃脘
    E. 阴虚胃热

41. 下列属于主诉问诊内容的是
    A. 是否患过麻疹
    B. 服药有无不良反应
    C. 有无不良生活习惯
    D. 当前最痛苦的症状
    E. 婚姻生育史

42. 午后或入夜低热，伴有五心烦热者，其病机为
    A. 燥热内结阳明
    B. 湿热蕴阻中焦
    C. 阴液亏损，虚阳偏亢
    D. 脾虚清阳不升
    E. 邪正交争少阳

43. 外感热病中，正邪相争，提示病变发展转折点的是
    A. 战汗
    B. 自汗
    C. 盗汗
    D. 冷汗
    E. 热汗

44. 胃脘胀痛，伴有嗳腐吞酸、呕吐宿食者，为
    A. 寒犯胃脘
    B. 食滞胃脘
    C. 肝气犯胃
    D. 血瘀胃腑
    E. 胃火炽热

45. 泻下如注，便如黄糜，伴有肛门灼热者，属于
    A. 大肠液亏
    B. 大肠湿热
    C. 肠虚滑脱
    D. 脾肾阳虚
    E. 肝郁乘脾

46. 正常的脉象称为
    A. 正脉
    B. 平脉
    C. 和脉
    D. 缓脉
    E. 有根脉

47. 紧脉的主病为
    A. 寒、痛、宿食
    B. 寒、痛、痰饮
    C. 表证、瘀血、痰饮
    D. 宿食、瘀血
    E. 寒、痛、惊

48. 阳虚证的主要临床表现是
    A. 面白少华
    B. 脉细舌净
    C. 畏寒肢冷
    D. 形体消瘦
    E. 冷汗淋漓

49. 下列不属于气虚证表现的是
    A. 畏寒肢冷
    B. 神疲乏力
    C. 少气懒言
    D. 脉虚无力
    E. 舌质淡嫩

50. 心血虚证与心阴虚证的共有症状是
    A. 心烦
    B. 舌淡
    C. 盗汗
    D. 失眠
    E. 脉细数

51. 心脉痹阻四证中，胸痛以闷痛为特征的是
    A. 痰阻心脉
    B. 气滞心脉
    C. 寒凝心脉
    D. 热郁心脉
    E. 瘀阻心脉

52. 症见咳嗽、咳痰清稀、喉痒、微有发热恶寒、舌苔薄白、脉浮紧的是
    A. 风寒束肺证
    B. 风寒犯表证
    C. 卫分证
    D. 寒饮停肺证
    E. 寒痰阻肺证

53. 肺阴虚证与燥邪犯肺证的鉴别点是
    A. 咳痰的难易
    B. 有无胸痛咳血

C. 有无恶寒发热
D. 痰量的多少
E. 是否口干咽燥

54. 下列对鉴别寒湿困脾证与脾胃湿热证有意义的是
    A. 有无脘腹痞胀
    B. 有无纳呆呕恶
    C. 黄疸鲜明或晦暗
    D. 是否腹胀便溏
    E. 是否肢体困重

55. 下列对诊断胃肠气滞证最有意义的是
    A. 里急后重
    B. 脘腹胀痛
    C. 恶心呕吐
    D. 苔腻脉弦
    E. 大便秘结

56. 下列较少出现眩晕症状的是
    A. 肝阴虚证
    B. 肝气郁结证
    C. 肝阳上亢证
    D. 肝血虚证
    E. 肝肾阴虚证

57. 下列不属于肝阳上亢证与肝火上炎证共见症状的是
    A. 失眠多梦
    B. 急躁易怒
    C. 胁肋灼痛
    D. 面红目赤
    E. 头晕头痛

58. 下列对诊断肺肾阴虚证有意义的是
    A. 咳嗽痰少，声音嘶哑
    B. 腰膝酸软，骨蒸潮热
    C. 颧红咽干，月经不调
    D. 咳痰带血，遗精盗汗

E. 舌红少苔，脉象细数

59. 脏腑湿热证的共同特点是
    A. 黄疸
    B. 腹痛
    C. 腹泻
    D. 舌苔黄腻
    E. 头晕胀重

60. 患者身目发黄，黄色鲜明，胁下痞块，腹胀厌食，便溏尿黄，舌红苔黄腻，脉弦数。其证候是
    A. 湿热蕴脾证
    B. 大肠湿热证
    C. 肝火上炎证
    D. 肝胆湿热证
    E. 肝脾不调证

61. 具有敛肺止咳作用的药物，其药味大多是
    A. 辛
    B. 甘
    C. 苦
    D. 酸
    E. 咸

62. 既能发汗解表，又能利水消肿的药组是
    A. 麻黄、荆芥
    B. 香薷、紫苏
    C. 麻黄、香薷
    D. 紫苏、生姜
    E. 荆芥、防风

63. 石膏的功效是
    A. 滋阴润燥
    B. 除烦止渴
    C. 生津利尿
    D. 消肿生肌
    E. 燥湿解毒

64. 下列不属于大黄功效的是
    A. 泻下攻积
    B. 清热泻火
    C. 凉血解毒
    D. 逐瘀通经
    E. 利尿通淋

65. 尤善治风湿痹证属下部寒湿者的药物是
    A. 威灵仙
    B. 乌梢蛇
    C. 伸筋草
    D. 海风藤
    E. 独活

66. 既可燥湿健脾，又能祛风散寒的药物是
    A. 藿香
    B. 佩兰
    C. 苍术
    D. 厚朴
    E. 砂仁

67. 可治疗寒、热、虚、实各种水肿的药物是
    A. 泽泻
    B. 猪苓
    C. 茯苓
    D. 车前子
    E. 香加皮

68. 下列药物中，善于上助心阳、中温脾阳、下补肾阳的药物是
    A. 附子
    B. 干姜
    C. 丁香
    D. 吴茱萸
    E. 小茴香

69. 治疗脾胃气滞，脘腹胀痛及泻痢里急后重宜选用的是
    A. 陈皮

    B. 枳壳
    C. 佛手
    D. 木香
    E. 大腹皮

70. 消化油腻肉食积滞的要药是
    A. 山楂
    B. 麦芽
    C. 莱菔子
    D. 鸡内金
    E. 厚朴

71. 功能凉血止血，尤善治尿血、血淋的药物是
    A. 大蓟
    B. 小蓟
    C. 侧柏叶
    D. 槐花
    E. 地榆

72. 下列药物中，性善"上行头目"，为治头痛要药的是
    A. 羌活
    B. 川芎
    C. 细辛
    D. 白芷
    E. 吴茱萸

73. 善治脏腑湿痰的药物是
    A. 白前
    B. 禹白附
    C. 半夏
    D. 白芥子
    E. 皂荚

74. 朱砂内服的用量是
    A. 0.1～0.5g
    B. 1～3g
    C. 1.5～3g

D. 10～15g

E. 15～30g

75. 治疗热病高热、热极生风、惊痫抽搐的要药是
    A. 地龙
    B. 羚羊角
    C. 钩藤
    D. 天麻
    E. 全蝎

76. 具有开窍醒神、活血通经作用的药物是
    A. 苏合香
    B. 冰片
    C. 麝香
    D. 石菖蒲
    E. 牛黄

77. 治疗气虚欲脱证，宜选用的药物是
    A. 太子参
    B. 人参
    C. 党参
    D. 北沙参
    E. 西洋参

78. 主要用于肺胃阴虚证的药物是
    A. 北沙参
    B. 百合
    C. 石斛
    D. 墨旱莲
    E. 女贞子

79. 能益精血、调冲任的药物是
    A. 鹿茸
    B. 紫河车
    C. 海狗肾
    D. 海马
    E. 蛤蟆油

80. 既能止血，又能滋阴润燥的药物是
    A. 生地黄
    B. 熟地黄
    C. 代赭石
    D. 阿胶
    E. 白芍

81. 可用于心悸、失眠、多梦的药物是
    A. 山茱萸
    B. 五味子
    C. 金樱子
    D. 覆盆子
    E. 桑螵蛸

82. 下列不属于"八法"内容的是
    A. 汗法、吐法
    B. 下法、清法
    C. 宣法、通法
    D. 清法、补法
    E. 和法、温法

83. 小青龙汤组成中含有的药物是
    A. 芍药、甘草、杏仁
    B. 杏仁、半夏、茯苓
    C. 茯苓、麻黄、桂枝
    D. 桂枝、甘草、生姜
    E. 干姜、细辛、五味子

84. 银翘散组成中增强全方透表散邪作用的药味是
    A. 苦杏仁、淡竹叶
    B. 荆芥穗、淡豆豉
    C. 牛蒡子、生甘草
    D. 金银花、苦桔梗
    E. 薄荷、芦根

85. 麻子仁丸的组成中不含有的药物是
    A. 枳实
    B. 当归

C. 杏仁
D. 芍药
E. 大黄

86. 逍遥散中配伍薄荷的用意是
   A. 疏肝散热
   B. 疏散风热
   C. 疏肝解郁
   D. 解毒利咽
   E. 清利头目

87. 清营汤中体现"透热转气"配伍的药物是
   A. 金银花、生地黄
   B. 连翘、黄连
   C. 金银花、麦冬
   D. 金银花、连翘
   E. 黄连、金银花

88. 龙胆泻肝汤中具有渗湿泄热作用的药物是
   A. 泽泻、车前子、茯苓
   B. 茯苓、车前子、木通
   C. 泽泻、车前子、木通
   D. 猪苓、茯苓、木通
   E. 茯苓、泽泻、猪苓

89. 下列各项中，属于清暑益气汤（《温热经纬》）功用的是
   A. 和胃止呕
   B. 化气利湿
   C. 养阴生津
   D. 解表化湿
   E. 除湿健脾

90. 小建中汤的君药是
   A. 白芍
   B. 饴糖
   C. 桂枝

D. 生姜
E. 大枣

91. 葛根芩连汤的主治证是
   A. 表邪未解，邪热入里证
   B. 表邪未解，湿浊内阻证
   C. 表邪已解，邪热入里证
   D. 表邪未解，内伤食积证
   E. 表邪未解，寒热错杂证

92. 补中益气汤和参苓白术散中均含有的药物是
   A. 茯苓、桔梗
   B. 当归、陈皮
   C. 黄芪、甘草
   D. 白术、人参
   E. 山药、升麻

93. 四物汤的君药是
   A. 当归
   B. 熟地黄
   C. 川芎
   D. 芍药
   E. 阿胶

94. 金匮肾气丸的功用是
   A. 补肾助阳
   B. 滋肾填精
   C. 温阳行水
   D. 补肾涩精
   E. 温肾养血

95. 桑螵蛸散的主治证候是
   A. 心脾两虚证
   B. 心肾两虚证
   C. 脾肾两虚证
   D. 肝肾两虚证
   E. 肺肾两虚证

96. 下列属于酸枣仁汤组成药物的是
    A. 柏子仁
    B. 茯神
    C. 远志
    D. 知母
    E. 龙眼肉

97. 安宫牛黄丸的功用是
    A. 清热开窍，豁痰解毒
    B. 清热开窍，镇痉安神
    C. 清热开窍，化浊解毒
    D. 清热开窍，化痰定惊
    E. 清热开窍，息风止痉

98. 苏子降气汤的组成药物中含有
    A. 苏叶、生姜
    B. 桂枝、杏仁
    C. 枳壳、桔梗
    D. 白前、紫菀
    E. 百部、桑叶

99. 下列各项，属于血府逐瘀汤组成药物的是
    A. 官桂、干姜、蒲黄、五灵脂
    B. 乌药、香附、枳壳、延胡索
    C. 柴胡、桔梗、枳壳、牛膝
    D. 香附、牛膝、没药、五灵脂
    E. 葱白、麝香、大枣、黄酒

100. 羚角钩藤汤与天麻钩藤饮均具有的功用是
    A. 凉肝息风
    B. 增液舒筋
    C. 滋阴潜阳
    D. 清热活血
    E. 滋阴息风

101. 下列各项，不属于清燥救肺汤主治证候的是
    A. 头痛身热，胸膈满闷
    B. 干咳无痰，气逆而喘
    C. 咽喉干燥，口渴鼻燥
    D. 烦渴饮引，小便频数
    E. 舌红少苔，脉虚大而数

102. 利湿与泄热相伍，使二便通利，前后分消，湿热得行，瘀热得下的方剂是
    A. 八正散
    B. 五苓散
    C. 三仁汤
    D. 连朴汤
    E. 茵陈蒿汤

103. 五苓散的功用是
    A. 利水清热养阴
    B. 益气祛风，健脾利水
    C. 利水渗湿，温阳化气
    D. 利湿消肿，理气健脾
    E. 温阳利水

104. 痰多色白易咳，胸膈痞闷，恶心呕吐，肢体倦怠，头眩心悸，舌苔白滑，脉滑者，治宜选用
    A. 温胆汤
    B. 清气化痰丸
    C. 止嗽散
    D. 六君子汤
    E. 二陈汤

105. 下列不属于时行感冒特点的是
    A. 非时之气夹时行病毒伤人
    B. 全身症状明显
    C. 可化热入里，变生他病
    D. 相互传染，呈流行性
    E. 发病季节性强

106. 下列对哮与喘鉴别诊断无意义的是
    A. 有无宿根

B. 喉中有无水鸡声

C. 哮必兼喘

D. 喘未必兼哮

E. 呼吸急促

107. 溃脓期的主症是
   A. 咳吐白色黏痰
   B. 咳吐黄绿浊痰
   C. 咳吐腥臭脓血痰
   D. 咳吐黄脓痰
   E. 咳吐白色泡沫痰

108. 治疗虚火灼肺型肺痨应首选的方剂是
   A. 百合固金汤
   B. 月华丸
   C. 保真汤
   D. 补肺汤
   E. 知柏地黄丸

109. 下列属于阴虚火旺型心悸主症的是
   A. 胸脘痞闷
   B. 善惊易恐
   C. 心烦少寐
   D. 形寒肢冷
   E. 倦怠无力

110. 胸痹总属本虚标实之证，下列不属于标实之证的是
   A. 气滞
   B. 血瘀
   C. 痰浊
   D. 阴寒
   E. 火邪

111. 阳明经头痛的部位是
   A. 头后部，下连于项
   B. 前额部及眉棱处
   C. 头之两侧，并连及耳部
   D. 颠顶部位，或连于目系

E. 全头部

112. 与痫病发生关系最密切的是
   A. 脏腑失调
   B. 气机逆乱
   C. 气滞血瘀
   D. 痰邪作祟
   E. 风阳内动

113. 下列不属于胃火上逆型呃逆主症的是
   A. 呃逆连声，胸胁胀闷
   B. 呃声洪亮，冲逆而出
   C. 口臭烦渴，多喜冷饮
   D. 小便短赤，大便秘结
   E. 舌苔黄燥，脉滑数

114. 下列属于实寒性腹痛疼痛特点的是
   A. 腹部胀痛，攻窜不定
   B. 腹痛绵绵，时作时止
   C. 腹部胀满，疼痛拒按
   D. 腹痛急暴，得温痛减
   E. 饥则痛甚，得食稍减

115. 下列不属于阳水特点的是
   A. 多夹风邪
   B. 起病急，病程短
   C. 皮肤光亮而薄
   D. 按之凹陷难复
   E. 头面先肿

116. 尿血与血淋的鉴别要点是
   A. 有无发热
   B. 有无尿痛
   C. 有无腹痛
   D. 有无排尿困难
   E. 出血量的多少

117. 癃闭最基本的病机是
   A. 肺热壅盛，不能通调水道

B. 肝气失于疏泄，膀胱气化不利

C. 膀胱气化失调

D. 脾肾气阳虚弱，膀胱气化无权

E. 浊瘀阻塞，水道不通

118. 引起痛痹的外邪最主要的是

A. 风邪

B. 寒邪

C. 湿邪

D. 热邪

E. 燥邪

119. 下列表现中属于阴证的是

A. 皮肤红活焮赤

B. 肿胀范围局限

C. 皮色紫暗

D. 肿势高突

E. 局部高热

120. 溃疡初期，脓栓未溶，腐肉未脱，疮面宜选用

A. 如意膏

B. 太乙膏

C. 三品一条枪

D. 青黛膏

E. 升丹

121. 蛇头疔成脓后切开引流时，切口宜在

A. 指掌面

B. 指侧面

C. 指背面

D. 指横纹

E. 指尖部

122. 颜面部疖和疔的鉴别要点是

A. 脓的形质

B. 皮肤颜色

C. 根脚深浅

D. 起病速度

E. 发病部位

123. 乳癖的特点是

A. 乳块肿痛，皮色微红，按后痛甚

B. 乳块皮肉相连，溃破脓稀薄如痰

C. 乳块呈卵圆形，表面光滑，推之活动

D. 肿块的大小不一，形态多样，疼痛与月经周期有关

E. 肿块高低不平，质硬，推之不动

124. 下列不属于瘿痈特征的是

A. 颈中两侧结块

B. 皮色不变

C. 微有灼热

D. 疼痛牵引至耳后枕部

E. 容易化脓

125. 下列关于脂瘤的叙述，错误的是

A. 好发于青春期

B. 多发于汗腺、皮脂腺丰富的部位

C. 生长缓慢，一般无明显自觉症状

D. 中央导管开口处呈青黑色小孔，挤压后可有粉渣样内容物溢出

E. 脂瘤肿块不规则，边界不清楚

126. 治疗牛皮癣肝郁化火证，应首选的方剂是

A. 龙胆泻肝汤

B. 当归饮子

C. 消风散

D. 桃红四物汤

E. 竹叶石膏汤

127. 内痔的好发部位是

A. 截石位3、7、11点

B. 截石位6、12点

C. 截石位3、9点

D. 截石位5、7点

E. 截石位2、5点

128. 挂线疗法应用于高位肛瘘的主要优点是
    A. 没有疼痛
    B. 不会造成肛门失禁
    C. 疗程短
    D. 引流好
    E. 简便

129. 浊痰凝结型子痰首选的治疗方剂是
    A. 二陈汤
    B. 阳和汤
    C. 龙胆泻肝汤
    D. 五神汤
    E. 金铃子散

130. 脱疽的好发部位是
    A. 双侧小腿
    B. 四肢末端，以下肢多见
    C. 双上肢
    D. 足踝部
    E. 双手

131. 下列不属浅Ⅱ度烧伤临床表现的是
    A. 剧痛
    B. 感觉迟钝
    C. 有大水疱
    D. 基底均匀潮红
    E. 创面潮湿

132. 预防外邪入侵的第一道门户是
    A. 阴户
    B. 阴道
    C. 子门
    D. 子宫
    E. 外阴

133. 下列不属于带下特点的是
    A. 阴道排出的一种阴液，津津常润
    B. 色白或无色透明
    C. 其性黏稠
    D. 其量适中，排卵期或经前期会增多
    E. 无特殊臭气

134. 六淫邪气中与妇科病发生密切相关的是
    A. 风、寒、热
    B. 寒、热、湿
    C. 风、暑、燥
    D. 寒、燥、湿
    E. 热、燥、风

135. 经量少、色淡暗、质稀，多属
    A. 气虚
    B. 血虚
    C. 血热
    D. 血瘀
    E. 肾阳虚

136. 下列不属于肾虚型月经先后无定期主要特点的是
    A. 小腹冷痛拒按
    B. 月经量少色淡
    C. 头晕，腰酸如折
    D. 舌质淡，脉沉弱
    E. 经行或先或后

137. 阴虚血热型经期延长的治法是
    A. 养阴固涩止血
    B. 清热凉血止血
    C. 疏肝清热凉血
    D. 养阴清热止血
    E. 清热化瘀止血

138. 与经行泄泻有关的脏腑为
    A. 脾与肾
    B. 脾与胃
    C. 肝与脾
    D. 肝与肾
    E. 肝与胃

139. 妊娠恶阻的主要病机是
    A. 冲气上逆，胃失和降
    B. 胃气虚弱，失于和降
    C. 肝火犯胃，胃失和降
    D. 痰浊中阻，胃失和降
    E. 胎体渐大，气机升降失调

140. 下列关于脾虚型子肿临床表现的说法，错误的是
    A. 孕数月，面目四肢浮肿
    B. 皮厚而色不变，随按随起
    C. 气短懒言，口淡无味
    D. 食欲不振，大便溏薄
    E. 舌质胖嫩，边有齿痕

141. 产后病的治疗原则是
    A. 补气养血为主
    B. 活血化瘀为主
    C. 勿拘于产后，勿忘于产后
    D. 疏肝健脾为主
    E. 滋补肝肾为主

142. 下列有关产后恶露不绝的发病机制，错误的是
    A. 瘀血内阻，冲任失畅，血不归经
    B. 肝郁化热，热扰冲任，迫血妄行
    C. 脾虚气陷，冲任不固，不能摄血
    D. 阴虚内热，下扰冲任，迫血妄行
    E. 阳虚内寒，冲任不固

143. 下列各项，不属于放置宫内节育器禁忌证的是
    A. 滴虫性阴道炎
    B. 月经过多
    C. 重度痛经
    D. 宫颈口松
    E. 足月产后3个月

144. 6周岁小儿按公式计算，体重应为
    A. 15kg
    B. 16kg
    C. 17kg
    D. 18kg
    E. 20kg

145. 小儿脏腑娇嫩、形气未充，突出表现这一特点的脏腑是
    A. 心、肝、脾
    B. 肝、脾、肾
    C. 肺、脾、肾
    D. 肝、脾、肺
    E. 心、肝、肺

146. 腮腺管口红肿，按摩肿胀腮部无脓水流出者，称为
    A. 痄腮
    B. 发颐
    C. 痰核
    D. 瘰疬
    E. 乳蛾

147. 下列不属于儿科内治法用药原则的是
    A. 治疗及时审慎
    B. 重视先证而治
    C. 注意顾护脾胃
    D. 处方峻剂速攻
    E. 不可乱投补益

148. 小儿断奶时间宜在
    A. 2～3个月
    B. 4～5个月
    C. 6～7个月
    D. 8～12个月
    E. 13～18个月

149. 下列不是湿热郁蒸型胎黄临床表现的是
    A. 面目皮肤发黄
    B. 色淡晦暗

C. 烦躁口渴
D. 大便秘结
E. 小便短赤

150. 肺炎喘嗽的主要病机是
    A. 肺气上逆
    B. 肺失清肃
    C. 肺气闭郁
    D. 痰阻肺络
    E. 肺气失宣

151. 下列不属于脾胃阴虚型厌食临床表现的是
    A. 口干多饮
    B. 不喜多食
    C. 皮肤干燥
    D. 大便多稀溏
    E. 舌红苔光少津

152. 疳证按病情轻重的顺序应为
    A. 疳积→疳气→干疳
    B. 干疳→疳积→疳气
    C. 疳气→干疳→疳积
    D. 疳气→疳积→干疳
    E. 疳积→干疳→疳气

153. 治疗瘀血痫病的首选方剂是
    A. 血府逐瘀汤
    B. 通窍活血汤
    C. 桃仁承气汤
    D. 失笑散
    E. 桃红四物汤

154. 下列不属于脾肾气虚型尿频临床特征的是
    A. 小便浑浊
    B. 尿道灼热疼痛
    C. 神倦面黄
    D. 眼睑微肿

E. 易反复发作

155. 下列不属于水痘临床特征的是
    A. 发热
    B. 斑疹
    C. 丘疹
    D. 疱疹
    E. 结痂

156. 治疗痄腮邪毒引睾窜腹的首选方剂是
    A. 金铃子散
    B. 导气汤
    C. 龙胆泻肝汤
    D. 大承气汤
    E. 橘核丸

157. 下列不属于奇经八脉循行特点的是
    A. 带脉横向循行
    B. 除带脉外，其余经脉均为纵向循行
    C. 纵横交错地循行
    D. 分布于十二经脉之间
    E. 经与经之间有相互交接规律

158. 下列属于远部选穴的是
    A. 面瘫选风池
    B. 胃痛选中脘
    C. 耳聋选听宫
    D. 扭伤取阿是穴
    E. 头痛选至阴

159. 大肠的下合穴是
    A. 委中
    B. 足三里
    C. 上巨虚
    D. 下巨虚
    E. 阳陵泉

160. 手阳明大肠经的原穴是
    A. 鱼际

B. 二间
C. 三间
D. 合谷
E. 曲池

161. 阴郄穴位于
    A. 神门穴上 0.5 寸
    B. 神门穴上 1 寸
    C. 神门穴上 1.5 寸
    D. 神门穴上 2 寸
    E. 神门穴下 0.5 寸

162. 治疗腰痛的穴组是
    A. 后溪、太渊
    B. 委中、后溪
    C. 人中、鱼际
    D. 委中、合谷
    E. 后溪、三间

163. 三焦经的下合穴是
    A. 委中
    B. 上巨虚
    C. 委阳
    D. 下巨虚
    E. 合阳

164. 足背第 1、2 跖骨结合部之前凹陷中的腧穴是
    A. 行间
    B. 太冲
    C. 厉兑
    D. 陷谷
    E. 侠溪

165. 下列不属于关元穴主治病证的是
    A. 中风脱证、虚劳冷急
    B. 癫狂痫、失眠
    C. 少腹疼痛、疝气
    D. 遗精、阳痿、早泄
    E. 月经不调、痛经

166. 提插补泻法的补法操作是
    A. 先浅后深，轻插重提，提插幅度大，频率慢
    B. 先浅后深，重插轻提，提插幅度小，频率慢
    C. 先深后浅，轻插重提，提插幅度小，频率快
    D. 先深后浅，重提轻插，提插幅度大，频率快
    E. 先浅后深，轻插重提，提插幅度小，频率慢

167. 治疗风热面痛，除主穴外，应加用
    A. 列缺、风门
    B. 曲池、外关
    C. 太冲、三阴交
    D. 血海、膈俞
    E. 太溪、肾俞

168. 治疗坐骨神经痛，宜取穴的经脉是
    A. 足太阳和足阳明经穴
    B. 足太阳和足少阳经穴
    C. 足阳明和足少阳经穴
    D. 督脉和足太阳经穴
    E. 足厥阴和足太阴经穴

169. 面瘫眼睑闭合不全的配穴是
    A. 足三里、气海
    B. 迎香、四白
    C. 风池、风府
    D. 外关、关冲
    E. 鱼腰、丝竹空、申脉

170. 哮喘实证应取穴的经脉是
    A. 手太阴经及相应的背俞穴为主
    B. 相应的背俞穴及手太阴、足少阴经穴为主

C. 手太阴经、足少阴经及相应的背俞穴为主

D. 手阳明经及相应的背俞穴为主

E. 手太阳经及相应的背俞穴为主

171. 下列有关扭伤的针灸辨证论治，叙述不正确的是
A. 扭伤多为关节伤筋，属经筋病
B. 以受伤局部腧穴为主
C. 可配合循经远取

D. 可在扭伤部位上下循经邻近取穴

E. 陈旧性损伤不宜用灸法

172. 目赤肿痛之肝胆火盛证，应配用的腧穴是
A. 列缺、上星
B. 行间、侠溪
C. 外关、少商
D. 血海、膈俞
E. 列缺、照海

A2型题

每道考题由两个以上相关因素组成或以一个简要病历形式出现，其下面有A、B、C、D、E五个备选答案，请从中选择一个最佳答案，并在答题卡上将相应题号的相应字母所属的方框涂黑。

173. 患者脘腹胀满，嗳腐吞酸，呕吐泄泻。其病因是
A. 饮食停滞
B. 饮酒过度
C. 饮食偏嗜
D. 食物中毒
E. 饮食不洁

174. 久病潮热，心烦，鼻咽干燥，肌肉消瘦，皮肤干燥，舌红少津。其病机是
A. 津亏血瘀
B. 气随津脱
C. 津枯血燥
D. 血瘀水停
E. 阴虚火旺

175. 患者渴喜冷饮，烦躁不安，便干尿黄，舌红苔黄，同时又见四肢厥冷、脉沉等症。其治法是
A. 虚则补之
B. 急则治标
C. 塞因塞用
D. 寒者热之

E. 寒因寒用

176. 患者既见胸中烦热、口臭、牙龈肿痛等症，又见腹痛喜暖喜按、大便溏泄。应当诊断为
A. 表热里寒证
B. 表寒里热证
C. 上热下寒证
D. 上寒下热证
E. 真寒假热证

177. 患者畏寒肢冷，神倦乏力，少气懒言，口燥咽干，自汗或盗汗，低热，消瘦，失眠，尿少水肿，溲清便溏，面色淡白或颧红，脉沉迟无力或虚数。其辨证属
A. 阴阳两虚证
B. 阴虚证
C. 阳虚证
D. 亡阳证
E. 亡阴证

178. 患者，男，40岁，已婚。泄泻3年，每日3～5次，早晨5时左右即有腹痛，

泻后痛减，便质清稀，夹杂有较多的不消化食物，并伴有怕冷、腰腿困痛、头晕耳鸣等症，面色淡白，舌淡苔白而润，脉沉细而弱。此人所患病证为
A. 脾虚泄泻
B. 肝郁泄泻
C. 湿热泄泻
D. 食积泄泻
E. 脾肾阳虚泻

179. 患儿2天前冒雨淋湿，症见恶寒发热无汗、咳嗽吐痰清稀、头身疼痛不适。其脉象多为
A. 浮缓
B. 浮紧
C. 沉紧
D. 浮数
E. 沉细

180. 患者恶热喜凉，面红目赤，口渴喜冷饮，烦躁不安，或神昏谵语，腹胀满痛拒按，大便秘结，尿少色黄，舌红苔黄燥，脉洪滑数实等。其辨证属
A. 实热证
B. 虚热证
C. 虚寒证
D. 实寒证
E. 表实证

181. 患者，女，36岁。因"先兆流产"前来就诊，现已怀孕两个半月。近日突然"见红"，并伴有恶心、呕吐、脘腹胀满、不思饮食，舌淡，苔白，脉滑。其最佳选药是
A. 生姜
B. 半夏
C. 砂仁
D. 桑寄生
E. 杜仲

182. 患者，男，40岁。心悸失眠多梦，时有梦遗1月余，伴心烦，自觉记忆力下降，舌红苔少，脉细数。治疗宜选用
A. 五味子、乌梅
B. 龙骨、牡蛎
C. 石决明、珍珠母
D. 朱砂、代赭石
E. 琥珀、龙骨

183. 患者，女，30岁。面色萎黄，月经延期，行经腹痛，痛处固定，遇温痛减。治疗宜首选
A. 当归
B. 熟地黄
C. 何首乌
D. 白芍
E. 阿胶

184. 患儿，男，5岁。腹痛时作，心烦呕吐，时发时止，常自吐蛔，手足厥冷。治疗宜选用
A. 化虫丸
B. 乌梅丸
C. 布袋丸
D. 理中安蛔汤
E. 连梅安蛔汤

185. 患者，女，29岁。自诉咽中如有物阻，咯吐不出，吞咽不下，胸膈满闷，舌苔白腻，脉弦滑。治疗宜首选的方剂是
A. 枳实消痞丸
B. 二陈汤
C. 越鞠丸
D. 半夏厚朴汤
E. 瓜蒌薤白白酒汤

186. 患者，女，45岁。素有月经不调史（月经过频、过多，行经期延长），近日因操劳过度，突然血崩，色淡质稀，伴见

心悸气短、腰膝酸软，舌淡，脉微弱。治宜选用
A. 归脾汤
B. 逍遥散
C. 四物汤
D. 固冲汤
E. 四君子汤

187. 患者，女，28岁。咳嗽频剧，咳黄稠痰，咳时汗出，口渴身热，恶风肢楚，头痛，舌苔薄黄，脉浮数。此时宜选用
A. 银翘散
B. 桑杏汤
C. 麻杏石甘汤
D. 越婢加术汤
E. 桑菊饮

188. 患者，男，67岁。咳嗽痰多，咳白色泡沫痰，喘息不能平卧，胸部膨满，憋闷如塞，面色紫暗，唇甲紫暗，舌质暗，舌下青筋明显，苔白腻，脉弦滑。病属肺胀，其证型是
A. 痰热郁肺证
B. 痰瘀阻肺证
C. 痰蒙神窍证
D. 肺肾气虚证
E. 阳虚水泛证

189. 患者，女，55岁。因反复失眠多梦3个月就诊。现夜难入眠，兼头重，胸脘满闷，心烦口苦，头晕目眩，痰多，大便不爽，舌红苔黄腻，脉滑。其首选的治疗方剂是
A. 归脾汤
B. 黄连阿胶汤
C. 半夏秫米汤
D. 龙胆泻肝汤
E. 黄连温胆汤

190. 患者，女，40岁。眩晕，头重如裹，胸闷恶心，食少多寐，苔白腻，脉濡滑。治疗方剂宜选
A. 右归丸
B. 左归丸
C. 半夏白术天麻汤
D. 归脾汤
E. 天麻钩藤饮

191. 患者，女，51岁。平素头晕头痛，耳鸣目眩，少寐多梦，突然发生口眼歪斜，舌强语謇，半身不遂，舌质红，脉弦细数。治疗方剂宜选
A. 大秦艽汤
B. 镇肝熄风汤
C. 安宫牛黄丸
D. 至宝丹
E. 涤痰汤

192. 患者，男，45岁。胃痛反复发作10年。近2天因饮酒后出现胃脘隐痛，口渴不欲饮，大便干结难解，舌质红，苔少，脉细数。治疗的最佳方剂是
A. 黄芪建中汤
B. 一贯煎合芍药甘草汤
C. 益胃汤
D. 归脾汤
E. 沙参麦冬汤

193. 患者，女，30岁。呕吐反复发作2年，每因饮食不慎即发呕吐，或劳倦之后，困怠乏力，眩晕作呕，口干不欲饮，喜暖恶寒，面色㿠白，甚则四肢不温，大便溏薄，舌质淡，脉象濡弱。其治法应是
A. 滋阴养胃，降逆止呕
B. 疏肝和胃，降逆止呕
C. 消食化滞，和胃降逆
D. 温化痰饮，和胃降逆

E. 温中健脾，和胃降逆

E. 肝络失养证

194. 王某，反复泄泻10余年，稍进油腻或生冷之品，大便次数增多，水谷不化，脘腹胀闷不舒，面色萎黄，肢倦乏力，纳食减少，舌淡苔白，脉细弱。最适宜的治疗方剂是
   A. 附子理中汤
   B. 参苓白术散
   C. 胃苓汤
   D. 六君子汤
   E. 藿香正气散

195. 患者，男，今天上午突然出现壮热口渴，头痛烦躁，随之昏迷，腹痛，里急后重，痢下鲜紫脓血，舌质红绛，苔黄燥，脉滑数。其诊断为
   A. 湿热痢
   B. 寒湿痢
   C. 噤口痢
   D. 疫毒痢
   E. 休息痢

196. 患者，女，46岁。大便干结，小便短赤，面红身热，脘腹胀痛，口干口臭，舌红苔黄，脉滑数。其治法应为
   A. 清热润肠
   B. 增液行舟
   C. 滋阴养血
   D. 泄热行气
   E. 泄热消食

197. 患者，女，32岁，胁肋隐痛日久，口干咽燥，心中烦热，头晕目眩，舌红少苔，脉弦细数。此属胁痛，其辨证为
   A. 瘀血停着证
   B. 肝胆湿热证
   C. 肝气郁结证
   D. 肝郁化火证

198. 患者，男，29岁。平素身体壮实，3天前出现纳食不佳，厌食油腻，形疲乏力，发热口渴，随后身目俱黄，黄色鲜明，腹部胀满，口苦，恶心欲吐，大便秘结，小便短少黄赤，舌质红，苔黄腻，脉弦数。此时最佳的治疗方剂是
   A. 茵陈蒿汤
   B. 茵陈五苓散
   C. 茵陈术附汤
   D. 甘露消毒丹
   E. 黄连温胆汤

199. 患者，女，45岁。淋雨后突发小便频急短数，刺痛灼热，尿色黄赤，口苦，舌苔黄腻，脉濡数。治疗应首选
   A. 八正散
   B. 小蓟饮子
   C. 导赤散
   D. 石韦散
   E. 茜根散

200. 患者，男，40岁。咳嗽，痰稠带血，咳吐不爽，心烦易怒，胸胁刺痛，颊赤，便秘，舌红苔黄，脉弦数。治疗应首选
   A. 十灰散
   B. 四生丸
   C. 咳血方
   D. 百合固金汤
   E. 养阴清肺汤

201. 患儿，男，5岁。颈旁结块1周，红肿热痛，恶寒发热，头痛，口干，咽痛，舌红苔薄黄，脉浮数。诊断为颈痈，治宜
   A. 清热解毒，消肿止痛
   B. 散风清热，化痰消肿
   C. 清热凉血，解毒止痛

D. 活血凉血，疏风止痛
E. 清热通腑，消肿止痛

202. 患者，女，25岁。右乳肿块2年，初起肿块如花生粒大小，逐渐增大。近期伴乳房坠胀疼痛，胸闷叹息，烦躁易怒，月经不调；查右乳外侧肿块呈圆形，直径约4cm，质韧硬，表面光滑，推之活动，无压痛，乳头及腋下未见异常；苔薄，脉弦滑。其中医诊断及方药应为
A. 乳癖，逍遥蒌贝散
B. 乳漏，六味地黄汤合清骨汤
C. 粉刺性乳痈，柴胡清肝汤
D. 乳痨，开郁散合消疬丸
E. 乳核，逍遥散合桃红四物汤

203. 患者，女，28岁，已婚。颈前肿物10年余，渐渐增大，边缘不清，皮色如常，无疼痛，可触及肿物表面结节，随吞咽上下移动。其诊断是
A. 肉瘿
B. 石瘿
C. 瘿痈
D. 气瘿
E. 血瘿

204. 患者进食鱼虾后全身起风团，风团片大、色红、瘙痒剧烈，伴脘腹疼痛，恶心呕吐，大便泄泻，舌质红，苔黄腻，脉弦滑数。其辨证属
A. 血虚风燥证
B. 胃肠湿热证
C. 风热犯表证
D. 风寒束表证
E. 冲任不调证

205. 男性患者就诊时尿道口红肿、溢脓，尿道外口刺痛，排尿后疼痛减轻，清晨起床后分泌物的量较多，分泌物涂片做革兰染色，在多形核白细胞内找到革兰染色阴性球菌。其可初步诊断为
A. 支原体性尿道炎
B. 淋菌性尿道炎
C. 衣原体性尿道炎
D. 梅毒
E. 艾滋病

206. 患者，女，58岁。左侧腰周出现绿豆大水疱，簇集成群，累累如串珠，排列成带状，疼痛较重，舌苔薄黄，脉弦数。其诊断是
A. 接触性皮炎
B. 药物性皮炎
C. 蛇串疮
D. 热疮
E. 湿疮

207. 患者，男，30岁。终末尿痛，尿频，腰骶及会阴部疼痛3月余，便后或晨起后发现尿道口有白色分泌物，乏力，腰酸；前列腺液检查：WBC 20～30/HP，磷脂小体减少；舌红苔黄腻，脉滑数。诊为精浊，证属
A. 气滞血瘀证
B. 湿热蕴结证
C. 阴虚火旺证
D. 肾阳虚损证
E. 热毒蕴结证

208. 患者臁疮病程日久，疮面苍白，肉芽色淡，周围皮色黑暗，板硬，肢体沉重，倦怠乏力，舌淡紫或有瘀斑，苔白，脉细涩无力。其首选的治疗方剂是
A. 补阳还五汤合四妙汤
B. 四妙勇安汤
C. 参苓白术散
D. 桃红四物汤
E. 阳和汤

209. 患者，男，左足第1趾皮色暗红，趾甲变厚，肌肉萎缩，趺阳脉消失，患肢持续性静止痛，夜间尤甚，舌紫暗，脉沉细涩。其最适宜的内服方是
A. 阳和汤
B. 四妙勇安汤
C. 四妙散
D. 血府逐瘀汤
E. 桃红四物汤

210. 患者，女，月经18～20天一行，量多色深红，质黏稠，心胸烦躁，面红口干，便干溲黄，舌红苔黄，脉数。其治法是
A. 清热凉血止血
B. 养阴清热调经
C. 清肝解郁凉血
D. 清热凉血调经
E. 清热凉血固冲

211. 患者，女，自述每半月行经1次，呈一次量较多，一次量较少交替，量多一次行经5天，经净1周后又阴道少量出血，色红质黏稠，如经如带，淋漓2～3天即净。考虑诊断为
A. 赤白带
B. 月经先期
C. 月经过少
D. 经漏
E. 经间期出血

212. 某女，经前小腹灼热疼痛拒按，月经量多，经色紫暗，质稠有块，或平时低热起伏，少腹时痛，经行疼痛加重，带下黄稠，小便短黄，舌红苔黄腻，脉弦数。其诊断是
A. 月经过多
B. 妇人腹痛
C. 经行发热

D. 带下病
E. 经行腹痛

213. 某女，经血非时而下，量多势急，色红质稠，便干溲黄，心烦潮热，舌苔薄黄，脉细数。其辨证属
A. 崩漏虚热证
B. 崩漏实热证
C. 崩漏肾阴虚证
D. 崩漏肝郁化火证
E. 崩漏湿热证

214. 患者，女，每逢经行则泄泻，畏寒肢冷，腰膝酸软，月经色淡质稀，舌淡，脉沉迟。其治疗的首选方剂是
A. 枳术丸
B. 痛泻要方
C. 参苓白术散
D. 健固汤合四神丸
E. 归肾丸

215. 带下量多，赤白相兼，臭秽，腹痛，烦热口干，便结尿黄，舌红苔黄干，脉数。其治疗的首选方剂是
A. 完带汤
B. 易黄汤
C. 五味消毒饮
D. 萆薢渗湿汤
E. 止带方

216. 患者，女，停经42天，阴道有少许出血3天，色淡红，腰酸，小腹坠痛，神疲肢倦，面色㿠白，舌淡苔白，脉细滑；尿妊娠试验阳性。治疗宜首选
A. 肾气丸
B. 寿胎丸
C. 圣愈汤
D. 胎元饮
E. 泰山磐石散

217. 患者，女，怀孕6个月，小便频数淋漓，灼热刺痛，量少，色深黄，两颧潮红，手足心热，心烦不寐，舌红苔薄黄，脉细滑数。治疗的首选方剂是
 A. 导赤散
 B. 八正散
 C. 知柏地黄汤
 D. 二妙散
 E. 龙胆泻肝汤

218. 患者，女，27岁，已婚。怀孕7个月，面目四肢浮肿，皮薄光亮，按之凹陷，气短懒言，纳少便溏，舌质胖嫩，边有齿痕，舌苔白腻，脉缓滑。治疗应首选
 A. 真武汤
 B. 苓桂术甘汤
 C. 白术散
 D. 天仙藤散
 E. 四苓散

219. 某女，产后5天，寒热时作，恶露量少，色暗有块，小腹疼痛拒按，口干不欲饮，舌紫暗，脉弦涩。治疗应首选
 A. 五味消毒饮
 B. 解毒活血汤
 C. 荆防四物汤
 D. 生化汤
 E. 小柴胡汤

220. 患者，女，下腹部有一包块，时或作痛，按之柔软，带下较多，色白质黏稠，胸脘痞闷，舌苔白腻，脉弦滑。治疗应首选
 A. 膈下逐瘀汤
 B. 苍附导痰丸合桂枝茯苓丸
 C. 桂枝茯苓丸
 D. 香棱丸
 E. 启宫丸

221. 患者，女，结婚7年未孕，月经20天一行，量少色红，无血块，形体消瘦，腰膝酸软，头晕眼花，心悸失眠，五心烦热。治疗应首选
 A. 启宫丸
 B. 毓麟珠
 C. 开郁种玉汤
 D. 少腹逐瘀汤
 E. 养精种玉汤

222. 患儿，9个月。发热，微汗，鼻塞流涕，咽红，夜间体温升高，又见惊惕啼叫，夜卧不安，舌质红，苔薄白，指纹浮紫。其诊断是
 A. 夜啼
 B. 感冒夹痰
 C. 感冒夹惊
 D. 急惊风
 E. 小儿暑温

223. 患儿，咳嗽2个月，干咳无痰，口渴咽干，喉痒声嘶，手足心热，舌红少苔，脉细数。其诊断为
 A. 风寒咳嗽
 B. 风热咳嗽
 C. 肺虚久咳
 D. 阴虚咳嗽
 E. 痰湿咳嗽

224. 肺炎喘嗽病儿，突然面白唇青，呼吸浅促，四肢厥冷，虚烦冷汗，右胁下触及痞块，舌质略紫，苔薄，指纹紫滞已达气关。其诊断为
 A. 风寒闭肺证
 B. 风热闭肺证
 C. 痰热闭肺证
 D. 心阳虚衰证
 E. 内陷厥阴证

225. 哮喘病儿，恶寒发热，鼻流清涕，喘咳哮鸣，痰黄稠黏，溲赤便结。其辨证为
   A. 寒哮
   B. 热哮
   C. 外寒内热证
   D. 外热内寒证
   E. 肺实肾虚证

226. 患儿，2岁。大便清稀，澄澈清冷，完谷不化，形寒肢冷，面色㿠白，精神萎靡，睡时露睛，舌淡苍白，脉细弱，指纹色淡。其证候是
   A. 外感惊风
   B. 痰食惊风
   C. 脾肾阳虚证
   D. 土虚木亢证
   E. 阴虚风动证

227. 积滞患儿，10个月，烦躁多啼，夜卧不安，食欲不振，腹部胀痛，大便酸臭，小便短黄，舌红苔腻，指纹紫滞。治疗的首选方剂是
   A. 曲麦枳术丸
   B. 消乳丸
   C. 健脾丸
   D. 保和丸
   E. 参苓白术散

228. 患儿高热2天，伴轻咳、流涕、烦躁，3分钟前突起抽搐，舌尖红，苔薄黄，脉浮数。治疗应首选
   A. 清瘟败毒饮
   B. 银翘散
   C. 白虎汤合紫雪丹
   D. 黄连解毒汤
   E. 犀角地黄汤

229. 患儿皮肤疮疡，3周后出现头面肢体浮肿，尿少尿血，烦热口渴，舌红，苔黄腻，脉滑数。治疗首选五皮饮合
   A. 五味消毒饮
   B. 银翘散
   C. 四妙汤
   D. 仙方活命饮
   E. 黄连解毒汤

230. 麻疹患儿，皮疹密集色紫，高热不退，咽喉肿痛，吞咽不利，声音嘶哑，咳声重浊，声如犬吠。治疗应首选
   A. 宣毒发表汤
   B. 清解透表汤
   C. 麻杏石甘汤
   D. 清咽下痰汤
   E. 羚角钩藤汤

231. 患儿壮热1天，咽喉肿痛，伴有糜烂口腐，皮疹密布，色红如丹，杨梅舌，脉数有力。其诊断为
   A. 麻疹，出疹期
   B. 风疹，邪入气营
   C. 猩红热，邪侵肺卫
   D. 猩红热，毒炽气营
   E. 麻疹，初热期

232. 患儿皮肤瘀点、瘀斑2天，斑色鲜红，心烦口渴，腹部时痛，便秘，舌红，脉细数有力。治疗的首选方剂是
   A. 归脾汤
   B. 龙胆泻肝汤
   C. 清营汤
   D. 犀角地黄丸
   E. 八珍汤

233. 患者，女，35岁。胃脘部隐痛，痛处喜按，空腹痛甚，纳后痛减，伴胃脘灼热，似饥而不欲食，咽干口燥，大便干

结，舌红少津，脉弦细。治疗的首选穴是
A. 内关、天枢、中脘、膈俞
B. 内关、足三里、中脘、胃俞
C. 内关、天枢、中脘、太冲
D. 内关、足三里、中脘、下脘、梁门
E. 足三里、中脘、内关、三阴交、内庭

234. 患者，女，22岁。月经不调，常提前7天以上，甚至十余日一行。治疗的首选穴是
A. 足三里、脾俞、太冲
B. 命门、三阴交、足三里
C. 关元、三阴交、血海
D. 气海、三阴交、归来
E. 关元、三阴交、肝俞

235. 患者，女，18岁。经期下腹部疼痛剧烈，经色紫黑，有血块，经前伴乳房胀痛，舌有瘀斑，脉细弦。治疗宜选取
A. 三阴交、中极、次髎、太冲
B. 三阴交、归来、次髎、地机
C. 三阴交、中极、次髎、内关
D. 三阴交、气海、太溪、肝俞
E. 三阴交、气海、脾俞、胃俞

236. 患者，女，24岁。经血不止15天，下血量多，色红，气味臭秽，口干喜饮，舌红苔黄，脉滑数。其治疗取穴是
A. 关元、公孙、三阴交、行间、阴陵泉
B. 关元、公孙、三阴交、隐白、太冲
C. 关元、中极、三阴交、隐白、血海
D. 关元、公孙、三阴交、隐白、内庭
E. 气海、三阴交、足三里、然谷、太溪

237. 患者，男，5岁。睡中遗尿，面色㿠白，精神疲乏，畏寒，舌淡，脉沉细。针灸治疗本病除主穴外，还应加取
A. 肺俞、气海、足三里
B. 肾俞、命门、太溪
C. 曲骨、阴陵泉
D. 百会、神门
E. 肝俞、太冲

238. 患者，男，24岁。颈项强痛，活动受限，头向患侧倾斜，项背牵拉痛，颈项部压痛明显，兼见恶风畏寒。针灸治疗本病除主穴外，还应加取
A. 内关、外关
B. 肩井、后溪
C. 风池、合谷
D. 血海、阴陵泉
E. 肾俞、关元

239. 患者，女，64岁。耳中隆隆作响，憋气感明显，兼有胸闷痰多，苔黄腻，脉弦滑。治疗应首选的穴位是
A. 太阳、听会、角孙
B. 丘墟、足窍阴、外关
C. 太阳、听会、合谷
D. 听会、侠溪、中渚
E. 太溪、照海、听宫

240. 患者，男，70岁。今晨起床后半小时，突然昏仆，不省人事，目合口张，遗溺，手撒，四肢厥冷，脉细弱。治疗用隔盐灸，应首选的穴位是
A. 肾俞、太溪
B. 关元、气海
C. 脾俞、足三里
D. 胃俞、三阴交
E. 三焦俞、内关

B1 型题

> 两道试题共用 A、B、C、D、E 五个备选答案，备选答案在上，题干在下。每题请从中选择一个最佳答案，并在答题卡上将相应题号的相应字母所属的方框涂黑。每个备选答案可能被选择一次、两次或不被选择。

A. 尿
B. 唾
C. 汗
D. 涎
E. 泪

241. 脾在液为
242. 肾在液为

A. 心与肺
B. 心与肝
C. 肺与肾
D. 肝与肺
E. 脾与肺

243. 与水液代谢和呼吸运动关系密切的是
244. 与气的生成和津液代谢关系密切的是

A. 上出息道，下走气街
B. 熏于膏膜，散于胸腹
C. 通过三焦，流行全身
D. 上荣于头面
E. 与血同行，环周不休

245. 宗气的分布是
246. 营气的分布是

A. 津能载气
B. 气能行津
C. 津能化气
D. 气能摄津
E. 气能生津

247. 大汗可致气随津脱的生理基础是
248. 气虚自汗出的生理基础是

A. 风
B. 暑

C. 湿
D. 燥
E. 火

249. 具有阻遏气机特点的病邪是
250. 具有易袭阴位特点的病邪是

A. 扶正
B. 祛邪
C. 扶正与祛邪兼用
D. 先祛邪后扶正
E. 先扶正后祛邪

251. 瘀血所致的崩漏，若正气尚能耐攻，治疗时可
252. 虫积日久，正虚较甚者，治疗时应

A. 舌鲜红苔黄厚
B. 舌淡苔白而润
C. 舌红苔黄腻
D. 舌淡红苔薄白
E. 舌红绛少苔

253. 阴虚火旺证的舌象是
254. 虚寒证的舌象是

A. 寒湿内盛
B. 湿热内蕴
C. 痰饮内停
D. 瘀血阻滞
E. 胃阴不足

255. 渴喜热饮者，其病机是
256. 但欲漱水而不欲咽者，其病机是

A. 饥不欲食
B. 消谷善饥
C. 食欲不振

D. 厌食

E. 食量减少

257. 胃阴不足之人，可见

258. 食积肠胃之人，可见

A. 濡脉

B. 滑脉

C. 弦脉

D. 细脉

E. 紧脉

259. 脉来浮而细软的脉象是

260. 脉来端直以长，挺然指下，如按琴弦的脉象是

A. 生育功能低下

B. 小儿生长发育迟缓

C. 身体浮肿，腰以下为甚

D. 胎气不固

E. 五心烦热，潮热盗汗

261. 肾虚水泛证的临床表现，可见于

262. 肾气不固证的临床表现，可见于

A. 少阳经头痛

B. 太阳经头痛

C. 阳明经头痛

D. 少阴经头痛

E. 厥阴经头痛

263. 羌活善治

264. 白芷善治

A. 藿香

B. 佩兰

C. 豆蔻

D. 厚朴

E. 苍术

265. 功能化湿、止呕、解暑的药物是

266. 功能化湿行气、温中止呕的药物是

A. 清热解暑

B. 祛风除痹

C. 健脾宁心

D. 通气下乳

E. 化痰止咳

267. 滑石的功效是

268. 虎杖的功效是

A. 助卫阳，通经络，解肌发表而祛在表之风邪

B. 温中阳而祛虚寒

C. 温经散寒，养血通脉

D. 外解太阳之表，内助膀胱气化

E. 温通血脉，行滞消瘀

269. 五苓散中桂枝的作用是

270. 小建中汤中桂枝的作用是

A. 腹泻

B. 黄疸

C. 失眠

D. 咳嗽

E. 自汗

271. 健脾丸可治

272. 归脾汤可治

A. 眩晕头重如蒙

B. 眩晕动则加剧

C. 眩晕耳鸣，头痛且胀

D. 眩晕且精神萎靡

E. 眩晕头痛

273. 痰浊中阻型眩晕的特点为

274. 肾精不足型眩晕的特点为

A. 药线引流

B. 垫棉法

C. 药筒拔法

D. 灸法

E. 熏法

275. 溃疡脓腐已尽，新肉已生，而皮肤与肌肉一时不能黏合者宜用

276. 溃疡疮口过小，脓水不易排出者宜用

A. 瓜蒌牛蒡汤
B. 黄连解毒汤
C. 仙方活命饮合黄连解毒汤
D. 龙胆泻肝汤
E. 清瘟败毒饮

277. 乳痈初期宜选用
278. 肛痈初期宜选用

A. 内痔
B. 混合痔
C. 息肉痔
D. 脱肛
E. 锁肛痔

279. 不适宜采取注射疗法的是
280. 预后最差的是

A. 行气活血，通腑泄热
B. 通腑泄热，利湿解毒
C. 通腑泄热，解毒透脓
D. 通腑排脓，养阴清热
E. 温阳健脾，化毒排脓

281. 肠痈，症见右少腹疼痛固定不移，腹皮挛急，可触及包块压痛，有反跳痛，壮热，脘腹胀闷，恶心欲呕，大便秘结，舌红，苔黄腻。治宜
282. 肠痈，症见右少腹疼痛，右下腹局限性压痛，轻度发热，恶心纳差，苔白腻。治宜

A. 并月
B. 激经
C. 避年
D. 居经
E. 暗经

283. 身体无病，月经3个月一行者，称
284. 受孕初期仍按月行少量月经，而无损于胎儿者，称

A. 归脾汤
B. 八珍汤
C. 滋血汤
D. 圣愈汤
E. 当归补血汤

285. 血虚型经行头痛的最佳选方是
286. 血虚型经行身痛的最佳选方是

A. 生化汤
B. 失笑散
C. 血府逐瘀汤
D. 桃红四物汤
E. 少腹逐瘀汤

287. 血瘀型产后恶露不绝的最佳选方是
288. 血瘀型产后发热的最佳选方是

A. 热
B. 寒
C. 虚
D. 实
E. 里

289. 小儿指纹主病，红主
290. 小儿指纹主病，滞主

A. 麻杏石甘汤
B. 桑菊饮
C. 葶苈大枣泻肺汤
D. 清金化痰汤
E. 桑白皮汤

291. 风热咳嗽的首选方剂是
292. 痰热咳嗽的首选方剂是

A. 解肌透痧汤
B. 宣毒发表汤
C. 清解透表汤
D. 凉营清气汤
E. 透疹凉解汤

293. 治疗邪入气营型风疹的首选方剂是
294. 治疗毒炽气营型猩红热的首选方剂是

A. 大椎、风门
B. 肺俞、风门
C. 天枢、足三里
D. 脾俞、足三里
E. 曲池、内关

295. 瘾疹血虚风燥证，加用
296. 瘾疹风热犯表证，加用

A. 合谷
B. 外关
C. 后溪
D. 列缺
E. 外劳宫

297. 肩部疼痛以肩外侧为主，选用
298. 肩部疼痛以肩前部为主，选用

A. 太冲、血海
B. 内庭、阴陵泉
C. 太冲、丘墟
D. 合谷、委阳
E. 气海、关元

299. 治疗肾绞痛肾气不足证，应加配
300. 治疗胆绞痛肝胆湿热证，应加配

中医师承和确有专长人员考核考前冲刺
模考密卷（全解析）
答案与解析

中医师承和确有专长人员考核考前冲刺模考密卷（全解析）（一）答案与解析

1. 答案：B
解析：东汉张仲景所著的《伤寒杂病论》是一部成功运用辨证论治的专著。张仲景总结了汉及以前的临床经验，创造性地融理、法、方、药于一体，辨证明确，立法严谨，组方精当，并创立了六经辨证论治的思路。故答案选B。

2. 答案：E
解析：中医学对疾病的理性认识过程就是"辨证"；治疗疾病的过程就是"论治"。所以说"辨证论治"是中医认识疾病和治疗疾病的基本思路。故答案选E。

3. 答案：E
解析：阴阳的哲学概念是指自然界相互关联的事物和现象对立双方属性的概括，含有对立统一的内涵。故答案选E。

4. 答案：C
解析：五行关系中，克我者，为我所不胜。土能克水。故答案选C。

5. 答案：A
解析：《素问·五脏别论》说："五脏者，藏精气而不泻也，故满而不能实；六腑者，传化物而不藏，故实而不能满。"故答案选A。

6. 答案：A
解析：肺气运动的特征是宣发和肃降，体现于肺的一切生理活动之中。故答案选A。

7. 答案：C
解析：胃的生理特性是喜润而恶燥，其生理功能特点以畅通下降为主。故答案选C。

8. 答案：E
解析：心主血脉，能够推动血液在经脉中运行不息，但心主血脉的功能要靠肺气的资助才得以正常发挥。因为肺主呼吸，肺吸入的清气与水谷精微之气结合而生成宗气，宗气又贯注到心脉而助心行血。故答案选E。

9. 答案：A
解析：元气具有推动人体生长发育和生殖，激发和调节各个脏腑、经络等组织器官生理功能的作用，为人体生命活动的原动力。故答案选A。

10. 答案：D
解析：津液是气的载体之一，若因汗、吐、下，使津液大量丢失，则气随之而外脱，形成"气随津泄"，甚则"气随液脱"之危候。故答案选D。

11. 答案：C
解析：十二经脉的肢体分布规律是阴经在内侧，从前缘向后缘依次分布的是太阴经、厥阴经和少阴经；阳经在外侧，从前缘向后缘依次分布的是阳明经、少阳经和太阳经。上肢外侧后缘是手太阳小肠经。故答案选C。

12. 答案：B
解析：任脉起于胞中，与女子经、胎、产的关系密切，故"任脉通而月事以时下"，并有"任主胞胎"之说。故答案选B。

13. 答案：C
解析：偏阳质是指具有亢奋、偏热、多动等特征的体质类型。故答案选C。

14. 答案：B
解析：六淫致病与地域环境有关，即地

域性。故答案选 B。

15. 答案：B
解析：风邪常为外感病致病的先导，寒、湿、燥、热等邪气，多依附于风而侵袭人体，故称风为"百病之长"。故答案选 B。

16. 答案：C
解析：炎热夏季容易感受暑邪，暑邪易伤津耗气，症见气短乏力，甚则突然昏倒，不省人事。故答案选 C。

17. 答案：D
解析：气候反常是疫气的发生和流行因素，而不是疫气的致病特点。疫气的致病特点是：发病急骤，病情重笃；传染病强，易于流行；一气一病，症状相似。故答案选 D。

18. 答案：B
解析：由于心、肝、脾三脏在人体生理活动和精神心理活动中发挥着重要作用，故情志内伤，最易损伤心、肝、脾三脏。故答案选 B。

19. 答案：B
解析：劳力过度主要伤气。《素问·举痛论》说："劳则气耗。"故答案选 B。

20. 答案：B
解析：痰迷心窍，扰乱神明，可见神昏、痴呆、癫病等。故答案选 B。

21. 答案：E
解析：瘀血所致症状之一是疼痛如针刺，位置不移，夜间尤甚，拒按。其他不是瘀血致病的症状。故答案选 E。

22. 答案：C
解析：发病的原理有三：正气不足是疾病发生的内在因素；邪气是发病的重要条件；正邪相搏的胜负决定是否发病。故答案选 C。

23. 答案：D
解析：邪正盛衰判虚实。故答案选 D。

24. 答案：D
解析："大实有羸状"是指实邪结聚的

病证，出现类似虚弱的假象。故答案选 D。

25. 答案：C
解析：真寒假热，即阴盛格阳，指阴寒邪气过盛，壅阻于内，排斥阳气于外，阴阳之间不相交通，相互格拒的病变。故答案选 C。

26. 答案：E
解析：气失常的病机包括气虚和气机失调。气机失调包括气滞、气逆、气陷、气闭和气脱。故答案选 E。

27. 答案：D
解析：由于心主血，肝藏血，故血虚病变多见于心、肝两脏。故答案选 D。

28. 答案：C
解析：脾主运化水液，能免除水湿停留。虽肺、肝、肾都与水液有关，但就内湿形成而言，最相关者应是脾脏。故答案选 C。

29. 答案：B
解析：人体阴阳气血的运行与四时气候的变化密切相关，故"春夏养阳，秋冬养阴"是顺应自然、根据四时气候的变化而进行的养生方法。故答案选 B。

30. 答案：B
解析：题干的含义是指由于肝病容易传脾，故治肝时，预先配合健脾和胃之法，使脾气旺盛不受邪，以控制和防止疾病的传变，故属于"既病防变"范畴。故答案选 B。

31. 答案：D
解析：D 项疏肝理气是治则指导下确立的具体治疗方法，不属于治则。故答案选 D。

32. 答案：C
解析：中医诊断的基本原则包括：整体审察、四诊合参、病证结合。故答案 C 错误。

33. 答案：C
解析：戴阳证患者，由于阴不敛阳，以

致虚阳浮越于上，而见颧红如妆。故答案选C。

34. 答案：B

解析：脾胃气虚，气血化生乏源，则面色淡黄无泽，枯槁无光，称为萎黄。故答案选B。

35. 答案：C

解析：肺主气、司呼吸，痰饮壅滞于肺，影响肺气宣降而气逆，故坐而仰首。故答案选C。

36. 答案：C

解析：正常舌象为"淡红舌，薄白苔"，胖瘦老嫩适中。色淡质嫩多属虚证；少苔多见于阴虚。故答案选C。

37. 答案：B

解析：薄苔是由胃气、胃津熏蒸于舌而成；厚苔则常因胃气夹食浊、痰湿等有形邪气熏蒸，滞积于舌所致。故舌苔由薄变厚，一般说明邪气渐盛，主病进。故答案选B。

38. 答案：E

解析：瞳仁属肾，肾藏精，滋养瞳仁，瞳仁扩大，多属肾精耗竭，为濒死危象。故答案选E。

39. 答案：A

解析：肌表感受外邪往往由浅入深，首先入络，进一步则深入客经。故络脉浮露者，主病在表，即所谓"浮沉分表里"。故答案选A。

40. 答案：D

解析：呕吐物清稀无臭，为寒呕；多因脾胃阳虚或寒邪犯胃，胃失和降所致。故答案选D。

41. 答案：A

解析："金实不鸣"是指邪气犯肺而致肺气壅塞不宣，声门闭阻，故有声音嘶哑。故答案选A。

42. 答案：C

解析：素体阳虚之人，阳气不足，失于温煦，或久病伤阳者，由于温煦机体的热量

减少，所以可见畏寒症状。故答案选C。

43. 答案：D

解析：由于阴虚不能制阳，虚热蒸腾，故见入睡汗出，醒后汗止的盗汗。故答案选D。

44. 答案：B

解析：由于少阳经分布在头之两侧，因此两颞侧头痛的病位在少阳经。故答案选B。

45. 答案：A

解析：虽然肝胆火盛、痰浊上蒙、瘀血阻滞、风邪上扰皆可致突然耳鸣，声如雷鸣，但口苦、胁肋灼痛则仅见于肝胆火盛。故答案选A。

46. 答案：C

解析：一般而言，人的左手寸口处寸、关、尺三部分别候心、肝、肾。故答案选C。

47. 答案：A

解析：浮脉的特点即为轻取即得，重按稍减。故答案选A。

48. 答案：D

解析：虚实辨证是辨别邪正盛衰的两个纲领。虚指正气不足，实指邪气盛实。通过虚实辨证可以掌握患者邪正盛衰的情况，为扶正和祛邪治疗原则的确立提供治疗依据。故答案选D。

49. 答案：B

解析：血瘀证以痛如针刺，痛有定处，肿块固定，出血色紫有块，皮肤紫斑，唇舌、指甲青紫，脉涩为主要辨证依据。故答案选B。

50. 答案：D

解析：心病的常见症状有心悸怔忡、心痛、心烦失眠、神昏、神志错乱、口舌生疮等，而咽干喉痛是肺系疾病的常见症状。故答案选D。

51. 答案：E

解析：肺气虚证是指肺气不足而致功能

活动减弱所表现的证候,以咳喘无力、吐痰清稀和气虚症状并见为辨证依据。咳喘无力、声低气短是肺气虚证咳喘的特点。故答案选E。

52. 答案：A

解析：痰湿阻肺证以痰湿阻塞于肺,肺气上逆为主要病机,表现为咳喘胸闷、痰多色白而黏、痰易咳出、舌淡苔白腻、脉滑的肺病定位症状。故答案选A。

53. 答案：A

解析：脾的病变常见症状有腹胀腹痛、泄泻或便溏、浮肿、出血、肢体倦怠等。嗳气为胃病常见的症状。故答案选A。

54. 答案：D

解析：脾病虚证主要包括脾气虚证、脾阳虚证、脾不统血证和脾虚气陷证。后三项均是在脾气虚的基础上发展而来的。故答案选D。

55. 答案：C

解析：食滞胃肠证是以饮食停滞,胃肠失调为主要病机。泻下物臭如败卵为食伤于肠,传导失常的表现。故答案选C。

56. 答案：C

解析：舌红少苔是阴虚证的表现,而胃火炽盛证属于实热证,不会有阴虚表现。故答案选C。

57. 答案：B

解析：肝阴虚证以肝阴不足,虚热内扰为主要病机,以筋脉、头目失养和阴虚虚热症状并见为辨证依据。烦热盗汗为虚热症状。故答案选B。

58. 答案：C

解析：肝火上炎证以肝经循行部位实火炽盛为辨证依据；肝阳上亢证以头目眩晕胀痛、腰膝酸软、头重脚轻、病程较长为辨证依据。胁肋灼痛为肝胆湿热证的表现。故答案选C。

59. 答案：D

解析：肾阳虚证以性和生殖功能减退与畏寒肢冷、腰膝酸冷等虚寒之象并见为辨证依据。故答案选D。

60. 答案：B

解析：心肾不交证以心烦失眠、惊悸、腰膝酸软、梦遗以及阴虚证表现为辨证要点。故答案选B。

61. 答案：D

解析：人参恶莱菔子,是指人参与莱菔子配伍同用,莱菔子能削弱人参的补气作用。这种配伍关系属于相恶。故答案选D。

62. 答案：B

解析：《中药学》教材中具有透疹功效的药物有荆芥、薄荷、蝉蜕、牛蒡子、葛根、升麻、紫草、浮萍、柽柳、胡荽。而本试题备选答案中的桑叶、菊花、金银花、连翘、防风没有透疹功效。故答案选B。

63. 答案：C

解析：在备选答案中,知母、天花粉、芦根虽能生津止渴,但无清热凉血作用；牡丹皮虽能清热凉血,但不能养阴生津；只有生地黄既能清热凉血,又能养阴生津。故答案选C。

64. 答案：A

解析：巴豆有大毒,且药性峻猛,故临床内服入丸散,用量不宜过大,以0.1~0.3g为宜。故答案选A。

65. 答案：C

解析：本题备选答案均有祛风湿,补肝肾的作用,但五加皮除以上作用外还能利水,用于水肿。故正确答案为C。

66. 答案：E

解析：厚朴苦降辛散,善下气除胀满,为消除胀满的要药。临床上无论湿阻中焦的脘腹胀满,还是食积便秘的脘腹胀满,均可使用。故答案选E。

67. 答案：C

解析：金钱草的功效是利湿退黄,利尿通淋,解毒消肿。故答案选C。

68 答案：D

解析：本题备选药物中，白芷善治阳明头痛，藁本善治巅顶头痛，细辛善治少阴头痛，吴茱萸善治厥阴头痛，葛根善治项背强痛。故答案选D。

69. 答案：B

解析：备选答案中木香、沉香、檀香不入肝经，肝气郁结之证一般不用。九香虫入肝经，主要用治肝郁胁痛、肝胃不和之胃脘疼痛。而香附主入肝经，具有疏肝解郁、调经止痛之功，主治肝气郁结，月经不调，痛经，乳房胀痛等。故答案应选B。

70. 答案：E

解析：麦芽与山楂均属于消食药，皆能消食化积，治疗食滞。故答案应选E。

71. 答案：B

解析：白及收敛止血，但无补虚之用；三七虽能补虚，但化瘀止血而无收敛之能；藕节收敛止血，又能化瘀，无补之用；炮姜温经止血、温中止痛；仙鹤草的功效是收敛止血，止痢，截疟，补虚。故答案应为B。

72. 答案：C

解析：散瘀止痛、接骨疗伤是自然铜的功效；活血疗伤、祛瘀通经是苏木的功效；活血续伤、补肾强骨是骨碎补的功效；祛风湿、强筋骨、止血是鹿衔草的功效；活血定痛、化瘀止血是血竭的功效。故答案应选C。

73. 答案：B

解析：桑白皮味甘寒，性降，主入肺经，能泻降肺中水气饮邪，利水消肿，又可平喘止咳，故宜用于全身水肿兼喘咳者。故答案应选B。

74. 答案：D

解析：备选答案中，朱砂、磁石、龙骨、琥珀虽均有镇惊安神之功，但远志既能宁心、安定神志，又能开心窍、祛逐痰涎。故治疗痰阻心窍所致的癫痫抽搐、惊风发狂者，宜选用远志。故答案应选D。

75. 答案：C

解析：备选答案中，五者皆可治疗头痛。但天麻味甘质润，药性平和，既息肝风，又平肝阳，为治眩晕头痛之要药，不论虚证、实证皆可应用。故答案应选C。

76. 答案：D

解析：石菖蒲、菊花均不外用；苏合香虽可外用，但其性温热，多用于治疗冻疮；生石膏有清热消肿功效，可治胃火上攻之牙龈肿痛，但用法为内服，治溃疡、湿疹、烫伤等外用的是煅石膏，用以收湿敛疮；只有冰片外用有清热止痛、消肿之功，为五官科常用药。故答案选D。

77. 答案：E

解析：西洋参、太子参、党参虽可补气益卫，但无固表止汗功效。白芍敛阴止汗，但并非补气之品。黄芪不但长于补气益卫，而且能够固表止汗。故答案选E。

78. 答案：E

解析：本题备选答案中的5味药物，均可入肾滋阴，但龟甲尤长于补肾健骨。故答案选E。

79. 答案：C

解析：本题五者均入肾经。枸杞子、桑椹长于滋补肾阴；沙苑子、五味子益肾固精，但皆无安胎作用。唯菟丝子补肾益精而安胎。故答案选C。

80. 答案：A

解析：地黄苦甘寒，得酒火制则性温而黏腻，故传统制法皆以橘皮、砂仁为辅料以减黏腻之弊，久服宜多之配伍。故答案选A。

81. 答案：A

解析：本题五个备选答案中金樱子、肉豆蔻、赤石脂能涩肠止泻，白果能敛肺止咳，只有乌梅兼有二者功效。故答案选A。

82. 答案：E

解析：臣药有两层含义：①辅助君药加强治疗主病或主证的药物。②针对重要的兼病或兼证起主要治疗作用的药物。故答案选 E。

83. 答案：A

解析：麻黄汤的方歌：麻黄汤中臣桂枝，杏仁甘草四般施，发汗解表宣肺气，伤寒表实无汗宜。故答案选 A。

84. 答案：C

解析：麻杏甘石汤的功用是辛凉宣泄、清肺平喘，主治外感风邪，邪热壅肺证，症见身热不解、咳逆气急，甚则鼻扇、口渴、有汗或无汗、舌苔薄白或黄、脉浮而数。故答案选 C。

85. 答案：B

解析：大承气汤主治：①阳明腑实证：大便不通，频转矢气，脘腹痞满，腹痛拒按，按之则硬，甚或潮热谵语，手足濈然汗出，舌苔黄燥起刺，或焦黑燥裂，脉沉实。②热结旁流证：下利清水，色纯青，其气臭秽，脐腹疼痛，按之坚硬有块，口舌干燥，脉滑实。③里热实证之热厥、痉病或发狂等。故答案选 B。

86. 答案：B

解析：四逆散主治：①阳郁厥逆证：手足不温，或腹痛，或泄利下重，脉弦。②肝脾不和证：胁肋胀闷，脘腹疼痛，脉弦。故答案选 B。

87. 答案：C

解析：黄连解毒汤方歌：黄连解毒汤四味，黄芩黄柏栀子备，躁狂大热呕不眠，吐衄斑黄均可为。故答案选 C。

88. 答案：E

解析：青蒿鳖甲汤主治温病后期，邪伏阴分证，症见夜热早凉、热退无汗、舌红苔少、脉细数。故答案选 E。

89. 答案：D

解析：香薷散主治阴暑，症见恶寒发热、头重身痛、无汗、腹痛吐泻、胸脘痞闷、舌苔白腻、脉浮。故答案选 D。

90. 答案：E

解析：四逆汤功效为回阳救逆，主治少阴病，心肾阳衰寒厥证，症见四肢厥逆、恶寒蜷卧、神衰欲寐、面色苍白、腹痛下利、呕吐不渴、舌苔白滑、脉微细，以及太阳病误汗亡阳者。故答案选 E。

91. 答案：D

解析：两方的方歌分别是：葛根黄芩黄连汤，再加甘草共煎尝，邪陷阳明成热痢，解表清里保安康。小柴胡汤和解功，半夏人参甘草从，更加黄芩生姜枣，少阳为病此方宗。两方均含有的药物是黄芩。故答案选 D。

92. 答案：D

解析：补中益气汤的功效是补中益气，升阳举陷。归脾汤的功效是益气补血，健脾养心。故二者的共同点是健脾益气。故答案选 D。

93. 答案：C

解析：炙甘草汤方歌：炙甘草汤参姜桂，麦冬生地大麻仁，大枣阿胶加酒服，虚劳肺痿效如神。故答案选 C。

94. 答案：C

解析：六味地黄丸主治肾阴精不足证，症见腰膝酸软、头晕目眩、视物昏花、耳鸣耳聋、盗汗、遗精、消渴、骨蒸潮热、手足心热、口燥咽干、牙齿动摇、足跟作痛、小便淋沥，以及小儿囟门不合、舌红少苔、脉沉细数。金匮肾气丸主治肾阳气不足证，症见腰痛脚软、身半以下常有冷感、少腹拘急、小便不利或小便反多、入夜尤甚、阳痿早泄、舌淡而胖、脉虚弱、尺部沉细，以及痰饮、水肿、消渴、脚气、转胞等。大汗亡阳不属于二者的主治病症。故答案选 C。

95. 答案：E

解析：真人养脏汤的功效是涩肠固脱、温补脾肾。故答案选 E。

96. 答案：A

解析：方中黄连苦寒，入心经，清心泻火，以除烦热，为臣药。故答案选 A。

97. 答案：B

解析：苏合香丸温通开窍、行气止痛，主治寒闭证，症见突然昏倒、牙关紧闭、不省人事、苔白、脉迟，亦治心腹猝痛，甚则昏厥，属寒凝气滞者。故答案选B。

98. 答案：B

解析：越鞠丸方歌：越鞠丸治六郁侵，气血痰火食湿因，芎苍香附兼栀曲，气畅郁舒痛闷伸。方中使用苍术而非白术。故答案选B。

99. 答案：D

解析：温经汤方歌：温经归芍桂萸芎，姜夏丹皮又麦冬，参草扶脾胶益血，调经重在暖胞宫。故答案选D。

100. 答案：A

解析：消风散的功效是疏风除湿、清热养血。故答案选A。

101. 答案：D

解析：麦门冬汤组成：麦冬七升，半夏一升，人参三两，甘草二两，粳米三合，大枣四枚。故答案选D。

102. 答案：B

解析：平胃散功效是燥湿运脾、行气和胃。故答案选B。

103. 答案：B

解析：独活寄生汤的功用是祛风湿、止痹痛、益肝肾、补气血。故答案选B。

104. 答案：A

解析：健脾丸的功用是健脾和胃、消食止泻。故答案选A。

105. 答案：E

解析：感冒会导致咳嗽，但不会出现喘息痰多症状。故答案选E。

106. 答案：C

解析：喘证的辨证首辨虚实，实喘病位在肺，虚喘病位在肺、肾。故答案选C。

107. 答案：B

解析：肺痨的典型特征是咳嗽、咯血、潮热、盗汗、消瘦。故答案选B。

108. 答案：E

解析：心悸痰火扰心证的治疗方剂是黄连温胆汤。故答案选E。

109. 答案：B

解析：胸痹的内因为饮食不节、情志失调、劳倦内伤、年迈体虚。外因为寒邪内侵。B项心虚胆怯与胸痹发病无关。故答案选B。

110. 答案：A

解析：不寐的基本病机为阳盛阴衰，阴阳失交。故答案选A。

111. 答案：A

解析：中经络者虽有半身不遂、口舌歪斜、语言不利，但意识清楚；中腑则见二便闭塞不通，虽有神志障碍，但无昏迷；中脏则肢体不用、昏不知人。二者的区别主要是神志是否清楚。故答案选A。

112. 答案：B

解析：痴呆的病位在脑，与心、肾、肝、脾均有关系。基本病机为髓海不足，神机失用。病理性质多属本虚标实。故答案选B。

113. 答案：E

解析：痞满的病位在胃，与肝、脾的关系密切。基本病机为中焦气机不利，脾胃升降失职。病理性质不外虚实两端。故答案选E。

114. 答案：E

解析：腹痛的病因，内因为饮食不节、情志失调、素体阳虚；外因为外感时邪。基本病机为腹中脏腑气机阻滞，气血运行不畅，经脉痹阻，不通则痛；或脏腑经脉失养，不荣则痛。故答案选E。

115. 答案：E

解析：癌病的主要病理因素为气郁、痰浊、湿阻、血瘀、毒聚（热毒、寒毒）。疫毒入脏腑不是癌病的病理变化。故答案选E。

116. 答案：E

解析：热肿的特点：肿而色红，皮薄光

泽，焮热疼痛，肿势急剧。寒肿的特点：肿而不硬，皮色不泽，苍白或紫暗，皮肤清冷，常伴有酸痛，得暖则舒。风肿的特点：发病急骤，漫肿宣浮，或游走不定，不红微热，或轻微疼痛。湿肿的特点：皮肉重垂胀急，深按凹陷，如烂棉不起，浅则光亮如水疱，破流黄水，浸淫皮肤。痰肿的特点：肿势软如棉，或硬如馒，大小不一，形态各异，无处不生，不红不热，皮色不变。故答案选E。

117. 答案：A

解析：关节区附近的脓肿，切口尽量避免越过关节；关节区脓肿，一般施行横切口、弧形切口或"S"形切口。故答案选A。

118. 答案：D

解析：颜面疔疮早期疮形如粟，但根深如钉丁之状；成脓期方根脚收束，肿势高突，疮顶变软。故答案A为颜面疔疮成脓期；答案B颜面疔疮初起无肿势弥漫；答案C为疔疮走黄的局部特征；答案E为有头疽的特征。答案D为颜面疔疮早期特征。故答案选D。

119. 答案：A

解析：颈痈病因：①外感风温、风热之邪。②内伤情志，气郁化火。③喜食辛辣、膏粱厚味，痰热内生。④因患乳蛾、口疳、龋齿或头面疮疖毒邪流窜至颈部。其病机为外邪内热夹痰蕴结于少阳、阳明经络，气血凝滞，热胜肉腐而成。故答案选A。

120. 答案：D

解析：乳汁郁积是导致乳痈最常见的原因。乳汁郁积、乳络阻塞结块，郁久化热酿脓而成痈肿。故答案选D。

121. 答案：E

解析：肉瘿是瘿病中较常见的一种，相当于西医的甲状腺腺瘤或囊肿，属甲状腺的良性肿瘤，预后较好。故答案选E。

122. 答案：E

解析：毛细血管瘤多在出生后1~2个月内出现，5岁左右自行消失，多发生在颜面、颈部，可单发，也可多发。多数表现为在皮肤上有红色丘疹或小的红斑，逐渐长大，界限清楚，大小不等，质软可压缩，色泽为鲜红色或紫红色，压之可褪色，抬手复原。故答案选E。

123. 答案：B

解析：接触性皮炎发病前有明显的接触史，均有一定的潜伏期。一般急性发病，常见于暴露部位，如面、颈、四肢。皮损的形态、范围、严重程度取决于接触物质种类、性质、浓度、接触时间的久暂、接触部位和面积大小及机体对刺激物的反应程度。皮损边界清楚，多局限于接触部位，形态与接触物大抵一致。皮疹一般为红斑、肿胀、丘疹、水疱或大疱、糜烂、渗出等。一个时期内以某一种皮损为主。故答案选B。

124. 答案：B

解析：淋病以尿频、尿急、尿道刺痛或尿道溢脓为主要特征。故答案选B。

125. 答案：D

解析：尖锐湿疣外用可根据病情选用10%~25%足叶草酯素（疣脱欣）、1%~5%5-氟尿嘧啶、30%~50%三氯醋酸或咪喹莫特乳膏等涂敷于疣体表面，注意保护正常皮肤黏膜。不常规使用地塞米松。故答案选D。

126. 答案：A

解析：内痔以便血、坠胀、肿块脱出为主要临床表现。故答案选A。

127. 答案：C

解析：直肠指诊是诊断直肠癌最重要的方法。80%的直肠癌位于手指可触及的部位。故答案选C。

128. 答案：A

解析：慢性前列腺炎属中医精浊。其病机为相火妄动，所愿不遂；或忍精不泄，肾火郁而不散，离位之精，化成白浊；或房事不洁，精室空虚，湿热从精道内侵，湿热壅滞，气血瘀阻而成。急性期多湿热下注；慢性期以肾虚、湿热、瘀滞为主。故答案选A。

129. 答案：B

解析：根据肢体坏死的范围，将坏疽分为3级：1级坏疽局限于足趾或手指部位；2级坏疽局限于足跖部位；3级坏疽发展至足背、足跟、踝关节及其上方。故答案选B。

130. 答案：D

解析：子门是预防外邪入侵的第二道关口；是主持排出月经和娩出胎儿的关口。故答案选D。

131. 答案：A

解析：正产的现象是见红、离经脉、阵痛。故答案选A。

132. 答案：E

解析：人体是以五脏为中心的有机整体，脏腑生理功能的紊乱和脏腑气血阴阳的失调，均可导致妇产科疾病，其中关系最密切的是肾、肝、脾三脏。故答案选E。

133. 答案：E

解析：月经将至或正值月经期，脉多呈滑象，为月经常脉。故答案选E。

134. 答案：A

解析：月经先期的病因病机包括气虚和血热两个方面。气虚包括脾气虚和肾气虚；血热包括阳盛血热、肝郁血热和阴虚血热。故答案选A。

135. 答案：A

解析：经行吐衄常见的病因病机为肝经郁火和肺肾阴虚，血热冲气上逆所致。故答案选A。

136. 答案：C

解析：带下病的病机是任脉不固，带脉失约。本虚：脾虚致生湿化浊，肾虚（阳虚失去温煦，肾阴虚感受湿邪），伤及任带，导致带下病；标实：脏腑湿热下注（化毒），湿热毒虫上侵。故答案选C。

137. 答案：A

解析：妊娠病的总体治疗原则是：①胎元正常，治病与安胎并举。②胎元异常，下胎以益母。妊娠病大多数情况下属于胎元正常。故答案选A。

138. 答案：B

解析：异位妊娠的主要症状有停经、阴道不规则出血、腹痛等，或有腹部包块、晕厥、休克。实验室检查示尿妊娠试验阳性。B超提示包块或后穹窿、腹腔液性暗区。若破裂或流产，后穹隆穿刺可抽出暗红色不凝固血液。故答案选B。

139. 答案：A

解析：产后发热感染邪毒证，症见产后高热寒战，热势不退，小腹疼痛拒按，恶露量或多或少，色紫暗如败酱，气臭秽，心烦口渴，尿少色黄，大便燥结，舌红苔黄，脉数有力。故答案选A。

140. 答案：C

解析：产后身痛血虚证的首选方剂是黄芪桂枝五物汤。故答案选C。

141. 答案：E

解析：阴痒常见病因是肝经湿热，带下浸渍；湿虫滋生，虫蚀阴中；或肝肾阴虚，外阴失养。故答案选E。

142. 答案：C

解析：2岁后至12岁儿童的身高计算公式：身高（cm）=70+7×年龄。故答案选C。

143. 答案：E

解析：我国现存最早的儿科专著《颅囟经·脉法》中说："凡孩子三岁以下，呼为纯阳，元气未散。"将小儿这种蓬勃生机、迅速发育的生理特点概括为"纯阳"。故答案选E。

144. 答案：D

解析：面呈青色，多为寒证、痛证、瘀证、惊痫。故答案选D。

145. 答案：D

解析：小儿推拿疗法常用于治疗脾系疾

病，如泄泻、呕吐、腹痛、疳证、厌食、积滞、口疮等；肺系疾病，如感冒、咳嗽、肺炎喘嗽、哮喘等；杂病，如遗尿、痿证、痹证、惊风、肌性斜颈、五迟、五软等。水肿是小儿推拿疗法的禁忌证。故答案选 D。

146. 答案：E

解析：新生儿护养的主要原则：拭口洁眼、断脐护哝、祛除胎毒、洗浴衣着。故答案选 E。

147. 答案：B

解析：B 属生理性胎黄。生理性胎黄大多在生后 2～3 天出现，4～6 天达高峰，足月儿在生后 2 周消退，早产儿持续时间较长，为 3～4 周，一般黄疸较轻（足月儿血清总胆红素 ≤ 221μmol/L，早产儿 ≤ 257μmol/L），除有轻微食欲不振外，一般无其他临床症状。故答案选 B。

148. 答案：A

解析：由于小儿肺脏娇嫩、脾常不足、神气怯弱、肝气未盛，感邪之后，容易出现夹痰、夹滞、夹惊的兼证。故答案选 A。

149. 答案：C

解析：鹅口疮心脾积热证的首选治疗方剂是清热泻脾散。故答案选 C。

150. 答案：B

解析：积滞是指小儿内伤乳食，停聚中焦，积而不化，气滞不行所形成的一种胃肠疾患，以不思乳食、食而不化、脘腹胀满、嗳气酸腐、大便溏薄或秘结酸臭为特征。故答案选 B。

151. 答案：A

解析：营卫失调证以自汗为主，或伴盗汗，遍身汗出而不温，畏寒恶风，不发热或伴低热，精神疲倦，胃纳不振，舌质淡红，苔薄白，脉缓。故答案选 A。

152. 答案：C

解析：单纯性肾病诊断标准应具备四大特征：①全身水肿。②大量蛋白尿。③低蛋白血症。④高脂血症。其中以大量蛋白尿和低蛋白血症为必要条件。故答案选 C。

153. 答案：C

解析：奶麻，又称假麻，西医学称为幼儿急疹，是由人疱疹病毒 6 型感染而引起的一种急性出疹性传染病，临床以持续高热 3～5 天，热退疹出为特征。故答案选 C。

154. 答案：E

解析：十二经筋循行于体表，不入体腔。故答案选 E。

155. 答案：A

解析：手阳明经腧穴主治前头、鼻、口、齿病。故答案选 A。

156. 答案：C

解析：八脉交会穴歌：公孙冲脉胃心胸，内关阴维下总同，临泣胆经连带脉，阳维目锐外关逢，后溪督脉内眦颈，申脉阳跷络亦通，列缺任脉行肺系，阴跷照海膈喉咙。故答案选 C。

157. 答案：A

解析：五输穴是指十二经脉在肘膝关节以下的五个腧穴，称为井、荥、输、经、合。有关记载首见于《灵枢·九针十二原》："所出为井，所溜为荥，所注为输，所行为经，所入为合。"故答案选 A。

158. 答案：B

解析：A 答案中曲泽属于手厥阴心包经；C 答案中曲池属于手阳明大肠经；D 答案中合谷属于手阳明大肠经；E 答案中商阳属于手阳明大肠经。故答案选 B。

159. 答案：D

解析：三阴交定位：在小腿内侧，内踝尖上 3 寸，胫骨内侧缘后际。故答案选 D。

160. 答案：D

解析：涌泉、肓俞属于足少阴肾经腧穴。故答案选 D。

161. 答案：A

解析：阳陵泉既是胆经的合穴，又是八会穴之筋会。故答案选 A。

162. 答案：C

解析：胆囊穴在小腿外侧，腓骨小头直下2寸。故答案选C。

163. 答案：D

解析：提捏进针法：左手拇、食二指将针刺部位的皮肤捏起，右手持针，从捏起部位的上端刺入。适用于皮肉浅薄部位腧穴的进针。故答案选D。

164. 答案：C

解析：腰痛的主穴取大肠俞、阿是穴、委中。大肠俞、阿是穴疏通腰部经络气血，通经止痛，膀胱之脉，夹脊抵腰络肾；"腰背委中求"，循经远取委中，以疏通足太阳经气，是治疗腰背部疼痛的要穴。故答案选C。

165. 答案：B

解析：中脏腑闭证主穴取水沟、十二井、太冲、丰隆、劳宫。闭证为肝阳暴涨，气血上逆所致，故取十二井穴点刺出血，并泻水沟，开窍启闭；足厥阴经循行至颠顶，泻太冲降肝经逆气以平息肝阳；脾胃为生痰之源，痰浊壅遏，气机失宣，取足阳明经络穴丰隆，以豁痰开窍；"荥主身热"，故取手厥阴经荥穴劳宫清心泄热。故答案选B。

166. 答案：B

解析：不寐心肾不交证配穴取太溪、肾俞。太溪为肾经原穴，滋阴；肾俞为肾经背俞穴。故答案选B。

167. 答案：A

解析：颈椎病病在督脉、太阳经，配大椎、束骨。大椎属督脉，近颈部。束骨为膀胱经输穴，在脚部。二者远近配穴。故答案选A。

168. 答案：D

解析：耳鸣耳聋虚证，治以补肾养窍，取局部穴及足少阴经穴为主。故答案选D。

169. 答案：A

解析：咽喉肿痛实证主穴取少商、合谷、尺泽、关冲。少商为手太阴肺经的井穴，点刺出血，可清泄肺热，为治疗咽喉肿痛实证的要穴；合谷疏泄阳明郁热；尺泽为手太阴肺经合穴，以泄肺经实热；关冲为手少阳三焦经的井穴，点刺出血，可清泻三焦之火，消肿利咽。故答案选A。

170. 答案：B

解析：阳盛则热，临床出现实热证表现，可见高热、面红耳赤、烦躁不安、口渴喜冷饮、呼吸气促、尿少色黄、大便干燥、舌红苔黄而干、脉洪数。故答案选B。

171. 答案：D

解析：根据标本的含义，病因为本，症状为标。目前患者出现的标症甚急，已成为疾病现阶段的主要矛盾，故应按照急则治标的原则，用逐水通便之法先治其标，待大小便通利，腹水减轻或消除后，再调理肝脾以治其本。故答案选D。

172. 答案：B

解析：失神代表精气大伤，脏腑功能衰败，预后不良。临床表现是精神萎靡，言语不清，或神昏谵语，循衣摸床，撮空理线，或猝倒而目闭口开，面色晦暗，表情淡漠或呆板，目暗睛迷，神情呆滞，反应迟钝，动作失灵，强迫体位，呼吸气微或喘，周身大肉已脱。故答案选B。

173. 答案：B

解析：表证是指六淫等外邪经皮毛、口鼻侵入时所产生的证候。其临床表现有恶寒（或恶风）发热、头身疼痛、鼻塞流涕、咽喉痒痛、咳嗽、舌苔薄白、脉浮。故答案选B。

174. 答案：D

解析：气陷证是指气虚无力升举而反下陷所表现的证候。临床表现为久泻久痢，腹部有坠胀感，或便意频频，或脱肛，子宫脱垂，肾、胃下垂，伴见头晕目眩、少气懒言、倦怠乏力、舌淡苔白、脉弱。故答案选D。

175. 答案：A

解析：痰迷心窍证，症见神志痴呆，意

识模糊，甚则昏不知人；或神情抑郁，表情淡漠，喃喃独语，举止失常；或突然昏仆，不省人事，口吐涎沫，喉有痰声，并见面色晦暗、胸闷、呕恶、舌苔白腻、脉滑等症。故答案选 A。

176. 答案：C

解析：此证为气分热盛证，石膏配知母可以清热泻火，增强除烦止渴之力，适用于温热病气分热盛而见壮热、烦渴、汗出、脉洪大等症。故答案选 C。

177. 答案：E

解析：此患者属于脾虚胎动不安。答案 A 桑寄生补肝肾养血而固冲任、安胎，主治肝肾亏虚之胎动不安；答案 B 续断补肝肾，治疗肝肾亏虚之胎动不安，常与桑寄生配伍应用；答案 C 杜仲主治肝肾亏虚之胎动不安。答案 D 紫苏具有理气安胎之效，主治胎气上逆、胸闷呕吐、胎动不安；答案 E 白术主治脾虚胎动不安。故答案选 E。

178. 答案：E

解析：此患者证属肾阳亏虚便秘。硫黄内服具有补火助阳通便的功效。故答案选 E。

179. 答案：B

解析：败毒散主治气虚外感风、寒、湿证，症见憎寒壮热、头项强痛、肢体酸痛、无汗、鼻塞声重、咳嗽有痰、胸膈痞满、舌淡苔白、脉浮而按之无力。选故答案 B。

180. 答案：D

解析：小蓟饮子主治热结下焦之血淋、尿血，症见尿中带血、小便频数、赤涩热痛、舌红、脉数。选故答案 D。

181. 答案：C

解析：大黄牡丹汤主治肠痈初起，湿热瘀滞证。症见右少腹疼痛拒按，按之其痛如淋，甚则局部肿痞，或右足屈而不伸，伸则痛剧，小便自调，或时时发热，自汗恶寒，舌苔薄腻而黄，脉滑数。选故答案 C。

182. 答案：D

解析：此患者辨证为咳嗽温燥伤肺证，故治疗宜疏风清肺、润燥止咳。故答案选 D。

183. 答案：D

解析：患者以咳嗽、胸痛、咳吐脓血痰，其味腥臭为主症，故病属肺痈。故答案选 D。

184. 答案：C

解析：此患者证属风湿头痛，故治疗以祛风胜湿止痛为主。故答案选 C。

185. 答案：B

解析：此患者辨证为眩晕气血亏虚证。故答案选 B。

186. 答案：D

解析：患者辨证属胃痛脾胃虚寒证，治疗首选黄芪建中汤。故答案选 D。

187. 答案：D

解析：此患者患呕吐多年，久病多虚，且干呕，口燥咽干，似饥而不欲食，舌红苔少，脉细数，证属胃阴不足证。故答案选 D。

188. 答案：B

解析：患者泄泻清稀如水样，伴腹痛肠鸣，脘闷纳少，苔薄白，脉濡缓，故辨证为寒湿泄泻。故答案选 B。

189. 答案：A

解析：此患者证属痢疾之休息痢，首选治疗方剂为连理汤。故答案选 A。

190. 答案：B

解析：此患者便秘，伴胸胁胀满、腹中胀痛、善太息、脉弦，故辨证为气滞便秘。故答案选 B。

191. 答案：A

解析：此患者病属胁痛，证属肝郁气滞证，治疗方法是疏肝理气，方剂首选柴胡疏肝散。故答案选 A。

192. 答案：D

解析：目黄身黄，黄色鲜明，辨证为阳黄，属于湿热熏蒸，排除 B、E 两项；伴发热口渴，心中烦躁，恶心欲吐，小便短少而黄，大便秘结，舌苔黄腻，脉弦数，证属热重于湿。故答案选D。

193. 答案：E
解析：此患者证属水肿湿热壅盛证，故治法宜分利湿热。故答案选E。

194. 答案：D
解析：患者小便淋漓涩痛，故为淋证；又反复发作，疼痛不重，形体消瘦，腰酸膝软，舌淡红，脉细，属于劳淋。故答案选D。

195. 答案：B
解析：患者多思善虑、心悸胆怯、少寐健忘，病变部位在心；食欲不振，病位在脾；面色少华，头晕神疲，舌淡，脉细弱，属于气血两虚，辨证为心脾两虚证。故答案选B。

196. 答案：A
解析：此患者证属消渴阴阳两虚证，治疗首选方是金匮肾气丸。故答案选A。

197. 答案：C
解析：患者发热而欲近衣被，形寒怯冷，四肢不温，面色㿠白，舌质淡胖，证属阳虚发热。故答案选C。

198. 答案：B
解析：此患者证属痹证风寒湿痹之痛痹，首选治疗方剂是乌头汤。故答案选B。

199. 答案：E
解析：此患者证属乳岩气血两亏证，治法是补益气血。故答案选E。

200. 答案：E
解析：失荣是淋巴转移癌或淋巴恶性肿瘤；石瘿是甲状腺癌，肿块特点为质硬、凹凸不平、推之不移；肉瘤是脂肪瘤，软如棉，可触分叶状改变；颈痈是颈部化脓性感染，急性发病，红肿高凸，伴有寒热。本题描述的应为甲状腺腺瘤或增生性结节。故答案选E。

201. 答案：B

解析：此患者病属白屑风，即西医的脂溢性皮炎，证属风热血燥证。其临床表现为多发于头面部，为淡红色斑片，干燥、脱屑、瘙痒，受风加重，或头皮瘙痒，头屑多，毛发干枯脱落，伴口干口渴，大便干燥，舌质偏红，舌苔薄白或黄，脉细数。故答案选B。

202. 答案：E
解析：白疕的辨证以局部皮损形色为主，兼顾全身证候。本题皮损色鲜红、进行性发展增多、瘙痒剧烈，且伴燥热、口渴、咽干咽痛、大便干、尿黄，舌红，脉弦数，故为血热证。故答案选E。

203. 答案：E
解析：扁平疣发于颜面、手背、前臂等处者，称扁瘊（相当于西医的扁平疣）。其特点是表面光滑的扁平丘疹，针头到米粒大，呈淡褐色，偶有瘙痒感。故答案选E。

204. 答案：A
解析：患者病属药毒，证属湿毒蕴肤证，首选治疗方剂是萆薢渗湿汤。故答案选A。

205. 答案：B
解析：牛皮癣是一种皮肤状如牛项之皮，厚且坚的慢性瘙痒性皮肤病，相当于西医的神经性皮炎，其特点是：①皮损多呈圆形或多角形的扁平丘疹，融合成片。②剧烈瘙痒。③皮损肥厚，皮沟加深，皮嵴隆起，极易苔藓化。故答案选B。

206. 答案：E
解析：该患儿烧伤后出现感染中毒症状，应及早手术清创。故答案选E。

207. 答案：A
解析：患者证属月经后期血虚证，首选治疗方剂是大补元煎。故答案选A。

208. 答案：D
解析：患者证属月经过少肾虚证，治宜补肾益精、养血调经。故答案选D。

209. 答案：C

解析：患者病属闭经，辨属气滞血瘀证，故治法是理气活血、祛瘀通经。故答案选C。

210. 答案：D

解析：此患者病属经行吐衄；量少色暗，头晕耳鸣，手足心热，月经先期，舌红少苔，脉细数，辨属肺肾阴虚证，治宜顺经汤。故答案选D。

211. 答案：C

解析：患者病属带下过多，辨属脾虚证，治宜完带汤。故答案选C。

212. 答案：D

解析：患者病属妊娠恶阻；呕吐酸苦水，烦渴口苦，舌尖红，苔薄黄，辨属肝胃不和证，首选方剂是苏叶黄连汤。故答案选D。

213. 答案：E

解析：患者病属子肿；根据皮色不变，按之即起，辨属气滞证。故答案选E。

214. 答案：B

解析：患者病属妊娠小便淋痛，辨属湿热下注证，首选方剂是加味五苓散。故答案选B。

215. 答案：C

解析：患者病属产后发热，辨属感染邪毒证，首选方剂是解毒活血汤。故答案选C。

216. 答案：B

解析：患者病属癥瘕，辨属肾虚血瘀证，首选方剂是补肾祛瘀方。故答案选B。

217. 答案：D

解析：患者病属不孕症，辨属肾气虚证，首选方剂是毓麟珠。故答案选D。

218. 答案：B

解析：患者病属盆腔炎，辨属湿热瘀结证，治以清热利湿、化瘀止痛。故答案选B。

219. 答案：C

解析：患儿病属暑湿感冒，首选治疗方剂是新加香薷饮。故答案选C。

220. 答案：A

解析：患儿具备热、咳、痰、喘、扇五症，病属肺炎喘嗽，辨属痰热闭肺证，故治宜清热涤痰、开肺定喘。故答案选A。

221. 答案：A

解析：患儿病属鹅口疮；散在白屑，形体怯弱，两颧潮红，口干不渴，脉细，属阴虚火旺证，治以知柏地黄汤。故答案选A。

222. 答案：C

解析：病属小儿泄泻，辨属风寒泻，故治以疏风散寒、化湿和中。故答案选C。

223. 答案：C

解析：患儿病属疳证，处于疳干阶段，故治疗方剂是八珍汤。故答案选C。

224. 答案：A

解析：患儿便秘，伴面赤身热、腹胀或痛、小便短赤、口干口臭、舌质红、苔黄燥、脉滑实等实热征象，辨属燥热便秘。故答案选A。

225. 答案：D

解析：此患者病属水肿，辨属脾肾阳虚证，治以温肾健脾、化气行水。故答案选D。

226. 答案：A

解析：患儿病属遗尿，辨属肾气不足证，首选治疗方剂是菟丝子散。故答案选A。

227. 答案：C

解析：患儿发热1天后全身见散在细小淡红色皮疹，伴耳后臀核肿大，病属风疹。故答案选C。

228. 答案：B

解析：患者发热，口腔内可见数个疱疹，手、足掌心部出现米粒大小的斑丘疹、疱疹，故病属手足口病；脉浮数表明邪气在表（肺）；纳差恶心、呕吐腹泻，说明病位在脾。故答案选B。

229. 答案：C

解析：患儿两侧耳下腮部漫肿疼痛，咀嚼不便，病属痄腮；低热，头痛，苔薄黄，脉浮数，表明邪犯少阳，故首选方剂是柴胡葛根汤。故答案选C。

230. 答案：A

解析：患儿病属蛔虫症，突然腹部绞痛，恶心呕吐，肢冷汗出，畏寒发热，辨属蛔厥证，治疗首选方剂是乌梅丸。故答案选A。

231. 答案：D

解析：患者病属呕吐，辨属肝气犯胃证。针灸治疗配用期门、太冲。期门为肝经之募穴，太冲为原穴。二者可疏解肝气。故答案选D。

232. 答案：D

解析：患者病属便秘，辨属热秘，配穴宜取合谷、曲池。二者皆属大肠经，合谷为原穴，曲池为合穴，皆泄大肠之热。故答案选D。

233. 答案：B

解析：患者病属痛经——气滞血瘀证。实证痛经主穴取中极、次髎、地机、三阴交。中极为任脉穴，与足三阴经相交会，可通调冲任，理下焦之气；次髎为治疗痛经的经验穴；地机为脾经郄穴，善于治痛治血，取之能行气活血止痛；三阴交为足三阴经交会穴，能调理肝脾肾、活血止痛。气滞血瘀证配穴取太冲、血海。太冲为肝经原穴，针对气滞。血海行血补血，针对血瘀。故答案选B。

234. 答案：E

解析：患者病属绝经前后诸证，兼纳少便溏，故配穴取中脘、阴陵泉。中脘为胃经募穴，健运脾胃以化湿。祛湿必用阴陵泉。故答案选E。

235. 答案：B

解析：患者病属瘾疹，辨属胃肠积热证，配穴取天枢、足三里。天枢为大肠经募穴。足三里为胃之下合穴。故答案选B。

236. 答案：B

解析：患者病属蛇窜疮，辨属肝胆火盛证，配穴取行间、侠溪、阳陵泉。行间为肝经荥穴；侠溪为胆经荥穴。荥主身热，二穴具有清泻肝经火热的作用。阳陵泉归属足少阳胆经，为胆经脉气所入之合穴，在五行中属土，为胆腑的下合穴，八会穴之筋会，具有清肝利胆、疏肝解郁、舒筋止痛、通利关节的作用。故答案选B。

237. 答案：C

解析：患者病属漏肩风，治法为通经活络、舒筋止痛。治疗以取局部穴位为主，配合循经远端取穴。故答案选C。

238. 答案：B

解析：患者病属目赤肿痛，辨属外感风热，配穴选少商、外关。外感病伤及肺系，少商为肺经井穴。外关为三焦经络穴，通阳维脉。故答案选B。

239. 答案：B

解析：肺是主管呼吸的器官，《类证治裁·喘证论治》说："肺为气之主……肺主出气。"故答案选B。

240. 答案：E

解析：肾具有摄纳肺所吸入的清气，防止呼吸表浅，协助肺完成呼吸的功能，故《类证治裁·喘证论治》说："肾为气之根，肾主纳气。"故答案选E。

241. 答案：A

解析：脾之清气不升，头目清窍失养，故见眩晕。故答案选A。

242. 答案：C

解析：脾升举无力，不能升举固托内脏，故可见胃下垂。故答案选C。

243. 答案：A

解析：人体之气是由先天之精气、水谷之精气和自然界的清气三者结合而成的，有赖于全身各脏腑组织的综合作用，其中与肺、脾胃和肾等脏腑的关系尤为密切。故答案选A。

244. 答案：B
解析：血液的生成是以脾胃为主，在心、肾等脏腑的密切配合下共同完成的。故答案选B。

245. 答案：D
解析：饮停肠间者，则肠鸣沥沥有声，为痰饮。故答案选D。

246. 答案：B
解析：饮停胸膈者，则胸闷，咳喘而不能卧，为支饮。故答案选B。

247. 答案：B
解析：与发病相关的因素包括环境、精神状态和体质。其中体质决定对病邪的易感性；邪气影响发病的性质和类型；正气决定病势进退、病程长短和证候类型。故答案选B。

248. 答案：A
解析：与发病相关的因素包括环境、精神状态和体质。其中体质决定对病邪的易感性；邪气影响发病的性质和类型；正气决定病势进退、病程长短和证候类型。故答案选A。

249. 答案：A
解析：反治，是顺从疾病的外在假象而治的一种治疗原则，包括寒因寒用、热因热用、塞因塞用、通因通用。故答案选A，其余答案均属于正治。

250. 答案：A
解析：反治又称从治，是顺从疾病的外在假象而治的一种治疗原则，包括寒因寒用、热因热用、塞因塞用、通因通用。故答案选A，其余答案均属于正治。

251. 答案：A
解析：独语表现为自言自语、喋喋不休、首尾不续、见人则止。故答案选A。

252. 答案：D
解析：谵语表现为神志不清、胡言乱语、声高有力。故答案选D。

253. 答案：A
解析：胃肠积滞，口气多酸臭。故答案选A。

254. 答案：C
解析：体内有溃腐脓疡，口气多腐臭。故答案选C。

255. 答案：D
解析：经期小腹冷痛主寒，经色紫暗有块主瘀，故证属寒凝血瘀。故答案选D。

256. 答案：C
解析：经期小腹胀痛，乳胀，胁肋不舒主肝气郁滞，气滞则血瘀，故属气滞血瘀证。故答案选C。

257. 答案：B
解析：代脉的特点为脉来时一止，止有定数，良久方来。故答案选B。

258. 答案：C
解析：结脉的特点为脉来缓而时止，止无定数。故答案选C。

259. 答案：E
解析：食少、腹胀、便溏表明病位在脾；兼见腹痛绵绵、形寒肢冷、面白神疲、脉沉迟，辨属脾阳虚衰证。故答案选E。

260. 答案：A
解析：干呕呃逆、胃脘嘈杂表明病位在胃；兼口干咽燥、舌红少苔，辨属胃阴不足证。故答案选A。

261. 答案：A
解析：久病咳喘，表示病位在肺；呼多吸少、耳鸣表示病位在肾；乏力少气、自汗、舌淡脉弱均属于气虚见症，故属于肺肾气虚证。故答案选A。

262. 答案：D
解析：久病咳喘代表病位在肺；胸闷心悸表明病位在心；乏力少气、自汗声低、舌淡脉弱表示气虚，故属于心肺气虚证。故答案选D。

263. 答案：B
解析：桂枝的功效是发汗解肌，温通经

脉，助阳化气。故答案选B。

264. 答案：C
解析：荆芥的功效是祛风解表，透疹消疮，止血。故答案选C。

265. 答案：A
解析：独活与羌活虽分属于祛风湿药及解表药不同的章节，但都具有祛风湿、止痛、解表的功效。然其作用重点有所差异，比较而言，独活祛风湿之功较强，羌活解表之力较大。故答案选A。

266. 答案：A
解析：独活与羌活虽分属于祛风湿药及解表药不同的章节，但都具有祛风湿、止痛、解表的功效。然其作用重点有所差异，比较而言，独活祛风湿之功较强，羌活解表之力较大。故答案选A。

267. 答案：D
解析：上述备选答案中理气功能较强，能破气的有青皮和枳实。但枳实兼能消除痞满、化痰消积。陈皮、佛手、荔枝核均无破气除痞、化痰消积之功。故答案应选D。

268. 答案：C
解析：备选答案中理气作用强，能破气的是青皮和枳实。但青皮兼能疏解肝郁、消积化滞。陈皮、佛手、荔枝核均无疏肝破气、消积化滞功效。故答案应选C。

269. 答案：C
解析：桂枝汤的组成：桂枝三两、芍药三两、炙甘草二两、生姜三两、大枣十二枚。故答案选C。

270. 答案：A
解析：小建中汤的组成：桂枝三两、炙甘草二两、大枣十二枚、芍药六两、生姜三两、胶饴一升。故答案选A。

271. 答案：E
解析：犀角地黄汤主治热入血分证，舌象是舌深绛起刺。故答案选E。

272. 答案：B
解析：六味地黄丸主治肾阴精不足证，舌象为舌红少苔。故答案选B。

273. 答案：E
解析：痫病以突然昏仆、不省人事、口吐白沫、两目上视、四肢抽搐为主要表现。故答案应选E。

274. 答案：A
解析：痿证以肢体筋脉弛缓、软弱无力，日久因不能随意运动而致肌肉萎缩为主要表现。故答案应选A。

275. 答案：A
解析：气瘿好发于山区、高原等碘缺乏地区，女性发病率较男性略高。一般多发生在青春期，在流行地区常见于学龄期的儿童。故答案选A。

276. 答案：E
解析：石瘿甲状腺同位素 ^{131}I 碘扫描多显示为凉结节（或冷结节）。故答案选E。

277. 答案：A
解析：热疮多发生在皮肤黏膜交界处。故答案选A。

278. 答案：D
解析：疥疮具有一定的传染性。故答案选D。

279. 答案：A
解析：一般类型乳腺癌常为乳房内触及无痛性肿块，边界不清，质地坚硬，表面不光滑，不易推动，常与皮肤粘连而呈现酒窝征，个别可伴乳头血性或水样溢液；后期随着癌肿逐渐增大，可产生不同程度疼痛；乳腺癌侵犯局部皮肤淋巴管，皮肤可呈橘皮样水肿、变色。故答案选A。

280. 答案：E
解析：一般类型乳腺癌常为乳房内触及无痛性肿块，边界不清，质地坚硬，表面不光滑，不易推动，常与皮肤粘连而呈现酒窝征，病变周围可出现散在的小肿块，状如堆栗；乳头内缩或抬高，偶可见到皮肤溃疡。故答案选E。

281. 答案：A

解析：肛痈的特征是肛门周围疼痛、肿胀、有结块，伴有不同程度的发热、倦怠等全身症状。血栓性外痔的特征是肛门部突然剧烈疼痛，肛缘皮下有一触痛性肿物，排便、坐下、行走，甚至咳嗽等动作均可使疼痛加剧。故答案选 A。

282. 答案：B

解析：肛痈的特征是肛门周围疼痛、肿胀、有结块，伴有不同程度的发热、倦怠等全身症状，肿块成脓破溃后有脓液流出。肛漏的特征是流脓、疼痛和瘙痒。故答案选 B。

283. 答案：A

解析：终生不来月经而能受孕者，称暗经。故答案选 A。

284. 答案：E

解析：身体无病而月经一年一行者，称避年。故答案选 E。

285. 答案：D

解析：血虚型月经后期的治法是补血益气调经。故答案选 D。

286. 答案：D

解析：血虚型月经过少的治法补血益气调经。故答案选 D。

287. 答案：B

解析：产后身痛风邪偏胜，以关节疼痛，痛无定处为主。故答案选 B。

288. 答案：E

解析：产后身痛血虚经脉失养，其疼痛特点遍身关节疼痛，肢体酸楚麻木。故答案选 E。

289. 答案：C

解析：哮喘肺脾气虚证的治法是健脾温肾、固摄纳气。故答案选 C。

290. 答案：D

解析：哮喘脾肾阳虚证的治法是健脾温肾、固摄纳气。故答案选 D。

291. 答案：C

解析：治疗慢惊风脾虚肝亢证，应首选缓肝理脾汤。故答案选 C。

292. 答案：A

解析：治疗慢惊风阴虚风动证，应首选大定风珠。故答案选 A。

293. 答案：D

解析：湿热下注型尿频治以清热利湿、通利膀胱。故答案选 D。

294. 答案：C

解析：脾肾气虚型尿频治以温补脾肾、升提固摄。故答案选 C。

295. 答案：A

解析：颈椎病病在太阳经，配申脉。申脉属足太阳经，又通阳跷脉，故治足太阳经病。故答案选 A。

296. 答案：C

解析：颈椎病病在阳明经，配合谷。合谷为手阳明经原穴。病在督脉，配后溪。后溪通督脉。故答案选 C。

297. 答案：C

解析：腕部扭伤主穴取阿是穴、阳溪、阳池、阳谷。故答案选 C。

298. 答案：B

解析：肩部扭伤主穴取阿是穴、肩髃、肩髎、肩贞。故答案选 B。

299. 答案：A

解析：胃火牙痛配穴取内庭、二间。荥主身热，内庭为胃经荥穴，二间是大肠经荥穴。故答案选 A。

300. 答案：E

解析：虚火牙痛配穴取太溪、行间。行间为肝经荥穴，肝肾同源。太溪为肾经原穴，有滋阴作用。故答案选 E。

中医师承和确有专长人员考核考前冲刺模考密卷（全解析）（二）答案与解析

1. 答案：D

解析：宋代陈无择在《三因极一病证方论》中，把复杂的致病因素归纳为外因、内因、不内外因三类，首次提出了"三因致病说"，发展了《黄帝内经》和《金匮要略》的病因理论。故答案选D。

2. 答案：E

解析：《素问·疏五过论》所谓"尝贵后贱"可致"脱营"，"尝富后贫"可致"失精"，其含义是富贵的人由于各种原因变成贫贱之人，由于社会地位和经济地位的巨大反差，会因精神刺激导致内伤虚损病变的发生。表明社会环境会对发病产生影响。故答案选E。

3. 答案：A

解析："以静制动""阳以制阴"体现的是阴阳的对立制约关系。故答案选A。

4. 答案：D

解析：A项心病及肺属于相乘；B项心病及肾属于相侮；C项心病及肝属于子病及母；D项心病及脾属于母病及子；E项脾病及心属于子病及母。故答案选D。

5. 答案：A

解析：五脏中与血液运行有关的脏腑包括心、肺、脾、肝四脏，其中心主血脉，主行血，是血液运行的主要动力；肺朝百脉而助心行血；脾主统血；肝主藏血。四脏均对血液运行具有一定作用，但心的行血作用最重要。故答案选A。

6. 答案：A

解析：脾化生的水谷精微是生成气血的主要物质。故答案选A。

7. 答案：B

解析：小肠泌别清浊的功能失常，则清浊不分，水谷精微和食物残渣俱下于大肠，可见肠鸣泄泻、小便短少，故治疗泄泻常用"利小便以实大便"的分利方法。故答案选B。

8. 答案：B

解析：心主血脉，肝主藏血，心有所主则肝有所藏，肝有所藏则心有所主，二者共同维持血液正常运行；心主神，肝主调畅情志，二者共同维持正常的神志活动。故答案选B。

9. 答案：C

解析：宗气是由肺吸入的自然界清气和脾运化的水谷精微之气结合而生成的。故答案选C。

10. 答案：E

解析：三焦是水液输布运行的通路，在水液代谢中发挥重要作用。故答案选E。

11. 答案：C

解析：阳经与阳经的交接，是在头面部，其中手、足阳明经的交接部位在鼻翼旁。故答案选C。

12. 答案：D

解析：督脉起于胞中，上行入脑，在下连属于肾，故其功能除与脑髓有关外，还参与了肾的生殖功能。故答案选D。

13. 答案：E

解析：体质秉承于先天，先天禀赋决定着个体体质的相对稳定性和特异性。故答案选E。

14. 答案：C

解析：传染性是疠气最显著的致病特点，也是疠气和六淫两种外感病邪的主要鉴别点。故答案选C。

15. 答案：B
解析：寒性凝滞，寒邪侵入人体，阳气受损，经脉气血失于阳气温煦，则凝结阻滞，涩滞不通，不通则痛，故寒邪伤人多见疼痛症状。故答案选B。

16. 答案：D
解析：湿性重浊黏滞，故湿邪为患，易于出现排泄物和分泌物秽浊不清、黏腻不爽的症状。故答案选D。

17. 答案：E
解析：A、B、C、D都是疫病发生流行的原因，而E不是疫病发生流行的原因。故答案选E。

18. 答案：D
解析：劳神过度，主要损伤心、脾，暗耗心血，损伤脾气，致心脾两虚。故答案选D。

19. 答案：E
解析：偏嗜某种食物属于饮食偏嗜，不属于饮食不洁。故答案选E。

20. 答案：A
解析：痰饮致病特点之一是症状复杂，变化多端。其他项分别是火、风、燥、寒邪的致病特点。故答案选A。

21. 答案：E
解析：气虚、气滞、血寒和外伤都能导致瘀血，过劳一般不会导致瘀血。故答案选E。

22. 答案：D
解析：在原发病的基础上发生新的病变，称为继发。故答案选D。

23. 答案：C
解析："虚"是指正气不足，以正气虚为矛盾主要方面的病机。故答案选C。

24. 答案：B
解析："至虚有盛候"，即真虚假实，是指虚性病变，气血不足，推动无力，功能活动失于鼓动所表现的似实非实的真虚假实病变。故答案选B。

25. 答案：A
解析：热极深伏，阳热内结，反见某些寒的现象，导致现象与病变本质不符，应属阳盛格阴之真热假寒。故答案选A。

26. 答案：D
解析：气虚病变的形成，就脏腑而言，多与肺、脾、肾三脏功能失调有关。因脾主运化水谷精微，为生气之源；肺主气；肾为气之根，均与人体气的生成密切相关。故答案选D。

27. 答案：C
解析：脾居中焦，为生气之源，且脾气主升。气虚基础上的气陷病变与脾关系密切。故答案选C。

28. 答案：C
解析：内寒病理的形成多与脾、肾阳气虚衰有关。因脾阳布达肌肉、四肢，起温煦作用；肾为全身阳气之本。故答案选C。

29. 答案：E
解析：由于肾为先天之本，是生命活动的根基；脾为后天之本，为气血生化之源。故养生保健，调养脏腑，应以脾、肾为先。故答案选E。

30. 答案：D
解析：治未病是中医学的预防思想，包括未病先防和既病防变两方面内容。故答案选D。

31. 答案：C
解析：从治又称反治，是顺从疾病外在假象而治的一种治疗原则。其具体的治疗大法包括寒因寒用、热因热用、塞因塞用、通因通用。故答案选C。

32. 答案：C
解析：神是机体生命活动及精神意识状态的综合体现，而五脏六腑之精气皆上注于目，故神虽全身皆有表现，但却突出地反映于目光。故答案选 C。

33. 答案：A
解析：寒凝则气滞血瘀，经脉拘急收引，故面色发青。故答案选 A。

34. 答案：D
解析：脾失健运，水湿泛溢肌肤，故面黄虚浮，称为黄胖。故答案选 D。

35. 答案：D
解析：囟填是外感时邪，火毒上攻，致囟门高突而成。故答案选 D。

36. 答案：E
解析：脾虚不能运化水湿，以致舌体胖大受齿缘压迫而成齿痕舌。故答案选 E。

37. 答案：C
解析：腻苔的主要特点是苔质致密，颗粒细腻，如油腻覆盖舌面，刮之难去。腐苔苔质疏松，颗粒较大、松软，形如豆渣堆积舌面，刮之易去。故答案选 C。

38. 答案：E
解析：五脏六腑之精气皆上注于目而为之精，五脏六腑精气衰竭，不能滋养于目，则目睛下陷窠内，病属难治。故答案选 E。

39. 答案：B
解析：小儿指纹色红主热，鲜红多属外感表证；色紫红者，则提示邪热深入为内热。故答案选 B。

40. 答案：D
解析：痰色黄黏稠为热痰；痰白而清稀为寒痰；痰清稀多泡沫为风痰；痰白滑而量多为湿痰；痰少而黏稠多为燥痰。故答案选 D。

41. 答案：B
解析：郑声表现为神志不清，语言重复，时断时续，声音低弱，为精气大伤之征。故答案选 B。

42. 答案：B
解析：阳明经旺于晡时，是邪热入结于肠胃，腑气不通所致，故有日晡热甚，并伴有腹胀便秘。故答案选 B。

43. 答案：A
解析：因为阳气虚弱，腠理不固，津液无以固摄而外泄，所以经常汗出不止，活动后更甚。故答案选 A。

44. 答案：D
解析：膀胱有贮尿和排尿功能，当湿热侵犯膀胱，膀胱气化不利时，可见小便频数、尿少色黄而急迫。故答案选 D。

45. 答案：D
解析：因为脾胃虚寒者，其消化功能减退，运化无力，故见口淡无味或食欲不振的症状。故答案选 D。

46. 答案：C
解析：因小儿寸口短小，不能容纳三指，故诊小儿脉常用"一指定关法"。故答案选 C。

47. 答案：E
解析：濡脉的特点为脉来浮而细软。故答案选 E。

48. 答案：B
解析：实证是指邪气亢盛所表现的证候。五心烦热为虚证的临床表现。故答案选 B。

49. 答案：B
解析：血虚证可见面色淡白无华或萎黄。两颧潮红不属于血虚证的表现。故答案选 B。

50. 答案：E
解析：心血虚、心阴虚是指心的阴血不足，心失濡养，心神失养，故以心悸、失眠多梦、健忘为主症；心气虚、心阳虚是心阳气虚损，心失温养，鼓动无力所致，故常见心悸或怔忡、气短。故心悸是四者的共有症状。故答案选 E。

51. 答案：C
解析：心与小肠互为表里，心火内炽，可以下移小肠，热灼津伤而见小便色赤灼痛。故小便色赤灼痛是心热下移于小肠的主要表现。答案选 C。

52. 答案：C

解析：咳喘痰少，痰中带血，表明病位在肺；颧红盗汗、口燥咽干为阴虚证的表现；无腰膝酸软、遗精等肾阴虚证候，故为肺阴虚证。故答案选C。

53. 答案：E

解析：肠热腑实证以大便秘结和里实热证为辨证要点。故答案选E。

54. 答案：B

解析：脾阳虚、脾气下陷、脾不统血三证都是在脾气虚的基础上发展而来的，故脾气虚、运化无力导致的食少便溏是它们的共见症状。故答案选B。

55. 答案：B

解析：胃气虚证以胃脘痞满、隐痛和全身气虚症状为辨证要点；脾气虚证以食少、腹胀、便溏和全身气虚症状为辨证要点。A、C、D、E是二证的共有症状，只有B大便稀溏属于脾气虚证，而不见于胃气虚证。故答案选B。

56. 答案：E

解析：纳呆便溏属于脾病症状，其余均属于肝病症状。故答案选E。

57. 答案：E

解析：肝阳上亢证以头目眩晕胀痛、腰膝酸软、头重脚轻、病程较长为辨证依据。故答案选E。

58. 答案：E

解析：肾气不固证多以肾气不足，固摄无力为主要病机，表现为腰膝酸软、神疲乏力、女子带下清稀、胎动易滑等肾病定位症状。故答案选E。

59. 答案：E

解析：心肝血虚证以血液不足，肝失所养为主要病机，表现为心悸健忘、失眠多梦、面白无华，以及头晕耳鸣、两目干涩、视物模糊、爪甲不荣、肢体麻木、关节拘挛、妇女月经量少色淡等症状。故答案选E。

60. 答案：E

解析：脏腑阴虚的共同特征主要体现在全身表现上，如舌象、脉象。舌红少津属于阴虚的全身表现。故答案选E。

61. 答案：A

解析：甘草与海藻配伍属于"十八反"的内容；丁香与郁金、人参与五灵脂配伍属于"十九畏"的内容；三棱与莪术、川芎与牛膝配伍不属于配伍禁忌。故答案选A。

62 答案：E

解析：备选答案中，虽然五者皆为常用的发散风热药，均能疏散风热，其中薄荷、蝉蜕、牛蒡子又能利咽，但只有牛蒡子能滑肠通便，故治疗风热郁闭，咽喉肿痛，大便秘结者，应首选牛蒡子。故答案选E。

63. 答案：C

解析：紫苏虽能安胎，但其性偏温，不能泻火解毒；栀子、黄柏、菊花功能泻火解毒，但不能安胎。故答案A、B、D、E均不正确。黄芩既能泻火解毒，又能清热安胎。故答案选C。

64. 答案：C

解析：松子仁质润气香，甘润入肠、入肺，既润肠通便，又润肺止咳。故答案选C。

65. 答案：D

解析：备选答案中五味药虽均能退虚热，用治虚热病证，但除秦艽外均无祛风湿的功效。故答案选D。

66. 答案：B

解析：豆蔻性温，善温中止呕，以治胃寒呕吐最为适宜。故答案选B。

67. 答案：D

解析：五个备选答案中，虽然五味药皆能利水湿，但只有车前子能利水湿、分清浊而止泻，尤宜于小便不利之水泻。故答案选D。

68. 答案：C

解析：尽管上述五药均可治寒疝腹痛，

但从功效应用上讲，仅有小茴香的主要用途是治疗寒疝腹痛，故A、B、D、E均非正确选择。故答案选C。

69. 答案：A
解析：备选药物均有一定的理气宽中、消胀止痛作用，但青木香、川楝子、甘松无利水消肿功效；天仙藤虽可用于治疗妊娠水肿，是取其苦温燥湿之功，并无利水作用。而大腹皮的功效正是行气宽中、利水消肿。故答案应选A。

70. 答案：B
解析：备选答案中，五药皆能消食化积。但是神曲在其制作工艺内加用青蒿、苍耳等兼有解表作用的药物，故而兼有解表之功，其余四药则无此功效。故答案选B。

71. 答案：C
解析：备选五药均有杀虫功效，除苦楝皮外，余四药均能消积，唯槟榔能行气、利水、截疟。故答案选C。

72. 答案：C
解析：矿石类、介类药物及毒副作用较强的药物宜先煎；芳香类药物宜后下；胶质类药物及黏性较大的药物宜烊化；贵重药材宜另煎；对于某些黏性强、粉末状及带有绒毛的药物宜用纱布包煎。蒲黄属植物干燥的花粉，应包煎。故答案选C。

73. 答案：A
解析：丹参既能活血调经，治疗瘀血阻滞之月经不调和其他病证；又能凉血消痈以治疮疡痛肿；并能养血安神以治热入营血之烦躁不寐，以及血不养心之心悸、失眠等。故答案选A。

74. 答案：A
解析：川贝母以甘味为主，性偏于润，肺热燥咳、虚劳咳嗽用之为宜；浙贝母以苦味为主，性偏于泻，风热犯肺或痰热郁肺之咳嗽用之为宜。故答案选A。

75. 答案：B
解析：备选答案中，五者均有安神之

功，但酸枣仁养心益肝安神，且能酸收敛汗。故治疗心悸失眠、健忘多梦、体虚多汗者，宜用酸枣仁。故答案选B。

76. 答案：E
解析：磁石质重沉降，入心、肝、肾经，具有益肾纳气平喘之功，可治肾气不足，摄纳无权之虚喘。故答案选E。

77. 答案：D
解析：5个备选答案均为有芳香药性的药物。藿香、砂仁为芳香化湿药，但无芳香开窍作用；麝香功效开窍醒神、活血通经、消肿止痛，冰片功效开窍醒神、清热止痛，二者均无化湿作用；石菖蒲功效开窍醒神、化湿和胃、宁神益志，芳香开窍、芳香化湿功效兼备。故答案选D。

78. 答案：B
解析：上述五个选项的药物都是补气药，其中白术、黄芪有利尿功效，扁豆有化湿功效。但此三味药中仅有白术味苦性燥，又具有燥湿之功。故应选择B。

79. 答案：A
解析：本题5个选项的药物都是补阴药，但只有天冬可归肾经，能滋肾阴、降虚火。故答案选A。

80. 答案：C
解析：两药均能补益肝肾，强筋健骨，安胎。续断兼能疗伤续折。故答案选C。

81. 答案：B
解析：外感风寒表虚自汗证，为营卫不和，阴阳失调，卫阳失固于外，营阴失守于内。桂枝辛甘化阳又发散风寒，白芍酸甘化阴且养阴敛汗，两药合用以调和营卫，故白芍为首选。答案应选B。

82. 答案：A
解析：丸剂吸收较慢，药效持久，节省药材，便于患者服用与携带。一般说来，丸剂适用于慢性、虚弱性疾病。故答案选A。

83. 答案：C
解析：九味羌活汤的歌诀：九味羌活用

防风，细辛苍芷与川芎，黄芩生地同甘草，分经论治宜变通。故答案选C。

84．答案：C
解析：两方的方歌分别是：银翘散主上焦疴，竹叶荆牛豉薄荷，甘桔芦根凉解法，发热咽痛服之瘥。桑菊饮中杏桔翘，芦根甘草薄荷饶，疏风宣肺轻宣剂，风温咳嗽服之消。两方共有连翘、薄荷、芦根。故答案选C。

85．答案：B
解析：温脾汤主治阳虚冷积证，症见腹痛便秘、脐下绞结、绕脐不止、手足不温、苔白不渴、脉沉弦而迟。故答案选B。

86．答案：C
解析：小柴胡汤的主治：①伤寒少阳证：往来寒热，胸胁苦满，默默不欲饮食，心烦喜呕，口苦，咽干，目眩，舌苔薄白，脉弦者。②妇人中风，热入血室证：经水适断，寒热发作有时。③黄疸、疟疾，以及内伤杂病而见少阳证者。故答案选C。

87．答案：D
解析：方中配粳米、炙甘草共为佐药，益胃生津，并可防止大寒伤中之弊。炙甘草兼以为使，调和诸药。故答案选D。

88．答案：C
解析：清胃散方用苦寒泻火之黄连为君，直折胃腑之热。臣以甘辛微寒之升麻，一取其清热解毒，以治胃火牙痛；一取其轻清升散透发，可宣达郁遏之伏火，有"火郁发之"之意。二药相伍，黄连得升麻，降中寓升，则泻火而无凉遏之弊；升麻得黄连，升中有降，则散火而无升焰之虞。胃热盛已侵及血分，进而伤耗阴血，臣以丹皮凉血清热。生地黄凉血滋阴，当归养血活血，以助消肿止痛，共为佐药。升麻兼以引经为使。诸药合用，共奏清胃凉血之效，以使上炎之火得降，血分之热得除，热毒内彻而解。故答案选C。

89．答案：A

解析：六一散功用清暑利湿，主治暑湿证，症见身热烦渴、小便不利或泄泻。故答案选A。

90．答案：D
解析：当归四逆汤的功用是温经散寒、养血通脉，主治血虚寒厥证。症见手足厥寒，或腰、股、腿、足、肩臂疼痛，口不渴，舌淡苔白，脉沉细或细而欲绝。故答案选D。

91．答案：A
解析：大柴胡汤主治少阳阳明合病。症见往来寒热，胸胁苦满，呕不止，郁郁微烦，心下痞硬，或心下急痛，大便不解或协热下利，舌苔黄，脉弦数有力。方中半夏与大量生姜配伍，和胃降逆，是为佐药，主治呕不止。故答案选A。

92．答案：A
解析：本方证为脾胃气虚，运化乏力所致，治当益气健脾。方中以甘温之人参为君，大补脾胃之气，脾气健旺则运化复常，气血化生充足。脾胃虚弱，运化乏力，易致湿浊内阻，故以苦温之白术为臣，健脾燥湿。白术与人参配伍，益气健脾之功显著。佐以甘淡之茯苓，健脾渗湿。茯苓、白术相配，健脾祛湿之功增强。以炙甘草益气和中，调和诸药。四药配伍，共奏益气健脾之功。故答案选A。

93．答案：E
解析：四物汤主治营血虚滞证。症见头晕目眩，心悸失眠，面色无华，或妇人月经不调，量少或经闭不行，脐腹作痛，舌淡，脉细弦或细涩。故答案选E。

94．答案：B
解析：右归丸主治肾阳不足，命门火衰证。症见年老或久病气衰神疲，畏寒肢冷，腰膝软弱，阳痿遗精，或阳衰无子，或饮食减少，大便不实，或小便自遗，舌淡苔白，脉沉而迟。故答案选B。

95．答案：B

解析：方中煅牡蛎质重咸涩微寒，重可镇心，咸以潜阳，涩能敛汗，敛阴潜阳，固涩止汗，为君药；生黄芪味甘微温，益气实卫，固表止汗，为臣药。君臣相配，是益气固表、敛阴潜阳的常用组合。麻黄根甘平，功专收敛止汗，"能引诸药外至卫分而固腠理"，为佐药。小麦甘凉，专入心经，益心气，养心阴，清心除烦，为佐使药。故答案选B。

96. 答案：C
解析：天王补心丹的药物组成是人参、茯苓、玄参、丹参、桔梗、远志各五钱，当归、五味子、麦冬、天冬、柏子仁、炒酸枣仁各一两，生地黄四两，朱砂、竹叶各适量。故答案选C。

97. 答案：B
解析：紫雪主治温热病，热闭心包及热盛动风证。症见高热烦躁，神昏谵语，痉厥，口渴唇焦，尿赤便秘，舌质红绛，苔黄燥，脉数有力或弦数。故答案选B。

98. 答案：E
解析：柴胡疏肝散方歌：柴胡疏肝芍川芎，陈皮枳壳草香附，疏肝解郁兼理血，胁肋脘腹疼痛除。故答案选E。

99. 答案：B
解析：方中重用生黄芪，大补脾胃之气以资化源，意在气旺则血行，瘀去则络通，为君药。故答案选B。

100. 答案：B
解析：方中生麦芽、川楝子清泻肝热，疏利肝气，兼防滋阴潜阳药伤胃气，并能助消化，共为佐药。故答案选B。

101. 答案：C
解析：杏苏散方歌：杏苏散内夏陈前，甘桔枳苓姜枣研，轻宣温润治凉燥，咳止痰化病自痊。故答案选C。

102. 答案：E
解析：藿香正气散主治外感风寒，内伤湿滞证。症见霍乱吐泻，恶寒发热，头痛，胸膈满闷，脘腹疼痛，舌苔白腻，以及山岚瘴疟等。故答案选E。

103. 答案：E
解析：苓桂术甘汤主治中阳不足之痰饮。症见胸胁支满，目眩心悸，短气而咳，舌苔白滑，脉弦滑或沉紧。故答案选E。

104. 答案：A
解析：半夏白术天麻汤主治风痰上扰证。症见眩晕，头痛，胸膈痞闷，恶心呕吐，舌苔白腻，脉弦滑。故答案选A。

105. 答案：C
解析：风寒感冒与风热感冒俱可出现鼻塞流涕，只是风寒感冒鼻流清涕，风热感冒鼻流浊涕。故答案选C。

106. 答案：C
解析：喘证是以呼吸困难、张口抬肩、鼻翼扇动、不能平卧为特征。胸高胀满是肺胀的特征。故答案选C。

107. 答案：D
解析：咳吐腥臭脓血是溃脓期肺痈的特征。故答案选D。

108. 答案：D
解析：肺胀痰蒙神窍证的治疗方剂是涤痰汤。故答案选D。

109. 答案：B
解析：肝火扰心型不寐的治疗首选方剂是龙胆泻肝汤。故答案选B。

110. 答案：B
解析：肝阳头痛的代表方剂是天麻钩藤饮。故答案选B。

111. 答案：E
解析：醒后如常人是痫病的特征，中风是以猝然昏仆，不省人事，伴半身不遂、口舌歪斜、语言不利为主症的病证。故答案选E。

112. 答案：E
解析：精神错乱、语无伦次、静而多喜是癫证的特点。故答案选E。

113. 答案：E

解析：噎膈瘀血内结证首选通幽汤治疗。故答案选E。

114. 答案：B

解析：瘀血内停型腹痛的首选方剂是少腹逐瘀汤。故答案选B。

115. 答案：C

解析：淋证治疗原则是实则清利，虚则补益。故答案选C。

116. 答案：B

解析：①痰饮的特征：心下满闷，呕吐清水痰涎，胃肠沥沥有声，形体昔肥今瘦，属饮停胃肠。②悬饮的特征：胸胁饱满，咳唾引痛，喘促不能平卧，或有肺痨病史，属饮流胁下。③溢饮的特征：身体疼痛而沉重，甚则肢体浮肿，当汗出而不汗出，或伴咳喘，属饮溢肢体。④支饮的特征：咳逆倚息，短气不得平卧，其形如肿，属饮邪支撑胸肺。故答案选B。

117. 答案：B

解析：颤证的特征：①头部及肢体颤抖、摇动，不能自制，甚者颤动不止，四肢强急。②常伴动作笨拙，活动减少，多汗流涎，语言缓慢不清，烦躁不寐，神志呆滞等症状。③多发生于中老年人，一般呈隐袭起病，逐渐加重，不能自行缓解。部分患者发病与情志有关，或继发于脑部病变。故答案选B。

118. 答案：C

解析：①风胜作痒的特点：走窜无定，遍体作痒。②湿胜作痒的特点：浸淫四窜，黄水淋漓。③热胜作痒的特点：皮肤瘾疹，焮红灼热作痒。④虫淫作痒的特点：浸淫蔓延，黄水频流，状如虫行皮中，其痒尤甚，最易传染。⑤血虚作痒的特点：皮肤变厚、干燥、脱屑。故答案选C。

119. 答案：B

解析：垫棉法适用于溃疡脓出不畅有袋脓者；或疮孔窦道形成，脓水不易排尽者；或溃疡脓腐已尽，新肉已生，但皮肉一时不能黏合者。故答案选B。

120. 答案：D

解析：据此患者表现可知脓已成。蛇头疔成脓切开宜早不宜迟，否则毒邪损伤筋骨，甚至邪入营血，导致坏死性指头炎、余毒流注、高热不退。故答案选D。

121. 答案：B

解析：丹毒总由血热火毒为患。发于头面部者，多夹风热；发于胸腹腰胯部者，多夹肝脾郁火；发于下肢者，多夹湿热；发于新生儿者，多有胎热火毒。故答案选B。

122. 答案：D

解析：乳痈初起气滞热壅证的适宜方剂是瓜蒌牛蒡汤。故答案选D。

123. 答案：B

解析：气瘿肝郁气滞证的首选治疗方剂是四海舒郁丸。故答案选B。

124. 答案：A

解析：白秃疮的皮损特征是头皮部覆盖圆形或不规则的灰白色鳞屑斑片，病损区毛发干枯无泽，常在距头皮0.3～0.8cm处折断而呈参差不齐。头发易于拔落且不疼痛，病发根部包绕有白色鳞屑形成的菌鞘。故答案选A。

125. 答案：E

解析：陈旧性肛裂，缘于早期失治感染，括约肌痉挛，引流不畅，进而引起水肿和增生。裂口、栉膜带、赘皮性外痔，单口内瘘，肛窦炎，肛乳头炎和肛乳头肥大六种病理改变，成为陈旧性肛裂的特征。故答案选E。

126. 答案：E

解析：低位单纯性肛瘘和低位复杂性肛瘘可行切开手术。对高位肛瘘切开时，必须配合挂线疗法，以免造成肛门失禁。故答案选E。

127. 答案：C

解析：肛瘘以流脓、疼痛、瘙痒为主症，无出血表现。故答案选C。

128. 答案：A
解析：锁肛痔为西医的直肠肛管癌，早期症状包括便血，血为鲜红或暗红色，量不多，常伴有黏液；进一步发展，则大便次数增多，有里急后重排不净感，粪便中有血、脓、黏液，并有特殊臭味。故答案选A。

129. 答案：E
解析：慢性前列腺炎直肠指检前列腺多为正常大小，或稍大或稍小，触诊可有轻度压痛，有的前列腺可表现为软硬不均或缩小变硬等异常现象。故答案选E。

130. 答案：B
解析：臁疮是指发生于小腿臁骨（胫骨）部位的慢性皮肤溃疡。故答案选B。

131. 答案：C
解析：肠痈腹痛的特点是腹痛开始于上腹部或脐周，随后转移至右下腹麦氏点附近，而非肠俞穴。故答案选C。

132. 答案：E
解析：子宫的功能是产生和排出月经、孕育分娩胎儿，另外还有排出余血浊液、分泌生理性带下的功能。故答案选E。

133. 答案：E
解析：月经周期一般28～30天。正常经期为3～7天，多数3～5天。经量50～80mL，色暗红，不稀不稠，不凝固，无血块，无特殊臭气。故答案选E。

134. 答案：B
解析：月经病的辨证，以月经期、量、色、质的变化，结合全身症状、舌脉，作为辨证的依据。故答案选B。

135. 答案：E
解析：坐浴具有清热解毒、止带消肿的作用，适用于阴疮、阴痒、带下病，不用于慢性盆腔炎。故答案选E。

136. 答案：B
解析：崩漏的主要病机是冲任损伤，不能制约经血。引起冲任不固的常见原因有肾虚、脾虚、血热和血瘀。故答案选B。

137. 答案：A
解析：闭经是指女子年逾16周岁，月经尚未来潮，或月经来潮后又中断6个月以上者。气血虚弱证可见月经逐渐后延，量少，血色淡而质薄，继而停闭不行，面色萎黄或苍白，头目眩晕，神疲肢倦，间有头痛，心悸失眠，舌淡，苔薄白，脉细弱。故A项不符合闭经的诊断标准。

138. 答案：C
解析：痛经的分型有肾气亏损、气血虚弱、气滞血瘀、寒凝血瘀和湿热蕴结。故答案选C。

139. 答案：D
解析：妊娠期间，阴道不时有少量出血，时出时止，或淋漓不断，而无腰酸、腹痛、小腹下坠者，称为胎漏，也称胞漏、漏胎。妊娠期间出现腰酸、腹痛、小腹下坠，或伴有少量阴道出血者，称为胎动不安。故答案选D。

140. 答案：E
解析：《金匮要略·妇人产后病脉证治》指出："新产妇人有三病，一者病痉，二者病郁冒，三者病大便难。"故答案选E。

141. 答案：C
解析：产后腹痛气血两虚证的首选方剂是肠宁汤。故答案选C。

142. 答案：E
解析：癥瘕气滞血瘀证的治疗首选方剂是香棱丸。故答案选E。

143. 答案：E
解析：腹腔镜的适应证：①急腹症（如异位妊娠、卵巢囊肿破裂、卵巢囊肿蒂扭转等）。②盆腔包块。③子宫内膜异位症。④确定不明原因急慢性腹痛和盆腔痛的原因。⑤不孕症。⑥计划生育并发症（如寻找和取出异位宫内节育器、子宫穿孔等）。⑦有手术指征的各种妇科良性疾病。⑧子宫内膜癌分期手术和早期子宫颈癌根治术。A、B、C、D选项均属于禁忌证。故答案选E。

144. 答案：B

解析：新生儿期是指出生后脐带结扎开始至满28天。故答案选B。

145. 答案：D

解析：囟门出生时1.5～2cm，前囟应在小儿出生后的12～18个月闭合。故答案选D。

146. 答案：C

解析：婴幼儿大便呈果酱色，伴阵发性哭闹，常为肠套叠。故答案选C。

147. 答案：E

解析：小儿的基本脉象主要分浮、沉、迟、数、有力、无力六种。故答案选E。

148. 答案：C

解析：小儿添加辅助食品的原则：由少到多，由稀到稠，由细到粗，由一种到多种，在婴儿健康、消化功能正常时逐步添加。故答案选C。

149. 答案：C

解析：寒湿阻滞型胎黄的首选方剂是茵陈理中汤。故答案选C。

150. 答案：A

解析：肺炎喘嗽以发热、咳嗽、咳痰、喘息、鼻翼扇动为特征。故寒不属于其特征。故答案选A。

151. 答案：B

解析：虚火上浮型口疮治疗在使用六味地黄丸滋阴清热的同时，加肉桂引火归原。故答案选B。

152. 答案：D

解析：急性肾小球肾炎的诊断要点是：①前驱感染史。②急性起病，急性期一般为2～4周。③浮肿及尿量减少：浮肿为紧张性，浮肿轻重与尿量无关。④血尿：起病即有血尿，呈肉眼血尿或镜下血尿。⑤高血压。故答案选D。

153. 答案：A

解析：交泰丸的功能是交通心肾，适用于心肾不交、夜寐不宁等症。故答案选A。

154. 答案：E

解析：麻疹黏膜斑是麻疹初期邪犯肺卫证最典型的特征性体征。故答案选E。

155. 答案：D

解析：水痘好发于冬春季，初起有发热、流涕、咳嗽。在发热1～2天内即于头、面、发际及全身其他部位出现红色丘疹，以躯干部较多，四肢部位较少，疹点出现后很快为疱疹，大小不等，内含水液，周围有红晕，继而结成痂盖脱落，不留瘢痕。脓疱疮好发于炎热夏季，多见于头面部及肢体暴露部位，病初为疱疹，很快成为脓疱，疱液浑浊，疱液可培养出细菌。故答案选D。

156. 答案：B

解析：紫癜血热妄行证可见起病较急，皮肤出现瘀点瘀斑，色泽鲜红，或伴鼻衄、齿衄、尿血、便血，血色鲜红或紫红，同时见心烦、口渴、便秘，或伴腹痛，或有发热，舌红，脉数有力。故答案选B。

157. 答案：A

解析：同名的手足阳经在头面部交接。故答案选A。

158. 答案：A

解析：腧穴分为十四经穴、经外奇穴、阿是穴。故答案选A。

159. 答案：B

解析：十二募穴歌：天枢大肠肺中府，关元小肠巨阙心，中极膀胱京门肾，期门日月肝胆寻，脾募章门胃中脘，气化三焦石门针，心包募穴何处取？胸前膻中觅浅深。小肠的募穴是关元。故答案选B。

160. 答案：D

解析：乳突耳后九寸连。故答案选D。

161. 答案：D

解析：足三里定位在小腿外侧，犊鼻下3寸，犊鼻与解溪连线上。故答案选D。

162. 答案：A

解析：小肠手太阳之脉，起于小指之

端，循手外侧上腕，出踝中，直上循臂骨下廉，出肘内侧两骨之间，上循臑外后廉，出肩解，绕肩胛，交肩上，入缺盆，络心，循咽，下膈，抵胃，属小肠。其支者，从缺盆循颈，上颊，至目锐眦（目外眦），却入耳中。其支者，别颊上颐，抵鼻，至目内眦。故答案选A。

163. 答案：C
解析：心包经的五输穴分别是中冲（井）、劳宫（荥）、大陵（输）、间使（经）、曲泽（合）。故答案选C。

164. 答案：D
解析：大椎穴主治：①恶寒发热、疟疾等外感病证。②热病，骨蒸潮热。③咳嗽、气喘等肺气失于宣降证。④癫狂痫、小儿惊风等神志病证。⑤风疹、痤疮等皮肤疾病。⑥项强、脊痛等脊柱病证。故答案选D。

165. 答案：C
解析：捻转补泻法的泻法操作：捻转角度大、用力重、频率快、操作时间长，结合拇指向后、食指向前（右转用力为主）者为泻法。故答案选C。

166. 答案：C
解析：瘢痕灸每壮艾炷必须燃尽。故答案选C。

167. 答案：A
解析：阳明经头痛配穴取印堂、内庭。印堂在眉间，近额。内庭为足阳明经荥穴。故答案选A。

168. 答案：A
解析：痛痹，以寒邪为主，配穴取肾俞、关元。关元可固本培元。肾俞补肾阳。故答案选A。

169. 答案：E
解析：痰湿中阻证配穴取头维、中脘、丰隆。头维属于胃经，在额角发际上0.5寸，意为"腧穴所在，主治所及"。中脘为胃经募穴。脾为生痰之源，刺中脘促进脾胃运化水湿。丰隆为化痰必选穴。故答案

选E。

170. 答案：C
解析：感冒的主穴取列缺、合谷、风池、大椎、太阳。感冒为外邪侵犯肺卫所致，太阴、阳明互为表里，故取手太阴、手阳明经的列缺、合谷以祛邪解表；风池为足少阳经与阳维脉的交会穴，"阳维为病苦寒热"，故风池既可疏散风邪，又与太阳穴相配可清利头目；督脉主一身之阳气，温灸大椎可通阳散寒，刺络出血可清泻热邪。故答案选C。

171. 答案：D
解析：落枕主穴取外劳宫、天柱、阿是穴、后溪、悬钟。外劳宫是治疗落枕的经验穴；天柱、阿是穴舒缓局部筋脉；后溪能够疏调督脉、太阳经脉气血；悬钟疏调少阳经脉气血。诸穴远近相配，共奏疏调颈部气血、缓急止痛之效。故答案选D。

172. 答案：A
解析：目赤肿痛主穴取睛明、太阳、风池、合谷、太冲。取局部穴睛明、太阳宣泄患部郁热以消肿；目为肝之窍，阳明、厥阴等经脉均循行至目系，故取合谷调阳明经气以疏泄风热，太冲、风池分属于肝胆两经，上下相应，可导肝胆之火下行。故答案选A。

173. 答案：B
解析：患者病属痫病，病因是痰浊。故答案选B。

174. 答案：C
解析：患者表现的是阴寒内盛，格阳于外的真寒假热证，故应采取热因热用的治疗大法。故答案选C。

175. 答案：D
解析：患者脉象沉弦，在期门穴处有压痛，伴有厌食腹胀、大便不调，为肝病。故答案选D。

176. 答案：C
解析：热邪犯肺，肺失清肃，故有上述

诸症。故答案选 C。

177. 答案：A
解析：实热证的临床表现有恶热喜凉、面红目赤、口渴喜冷饮、烦躁不安、或神昏谵语、腹满胀痛拒按、大便秘结、尿少色黄、舌红苔黄燥、脉洪、滑、数、实等。故答案选 A。

178. 答案：B
解析：气滞证是指人体某一内脏，或某一部位气机阻滞，运行不畅所表现的证候。临床表现为胸胁脘腹等处胀闷、疼痛，症状时轻时重，部位常不固定，可为窜痛、攻痛，嗳气或矢气后胀痛减轻，舌淡红，脉弦。故答案选 B。

179. 答案：B
解析：气滞血瘀证是指气机阻滞而致血行瘀阻所表现的证候。其临床表现为胸胁胀满或走窜疼痛，性情急躁，胁下痞块，刺痛拒按，入夜更甚，或妇女痛经，经色紫暗，夹有瘀块，舌紫暗或有瘀斑，脉弦涩。故答案选 B。

180. 答案：B
解析：患者黄疸属于湿热蕴蒸的阳黄证。茵陈苦泄下降，性寒清热，具有清利湿热、利胆退黄的功效，善清利脾、胃、肝、胆湿热，使之从小便而出，为治黄疸之要药。故答案选 B。

181. 答案：D
解析：本患者属于热入心营。羚羊角归心、肝二经，寒以胜热，故能气血两清；其功效清热凉血散血、泻火解毒，用于温热病壮热神昏、谵语躁狂，甚或抽搐、热毒斑疹等症，常与石膏、寒水石、麝香等配伍，如紫雪丹。故答案选 D。

182. 答案：B
解析：僵蚕具有息风止痉、祛风止痛、化痰散结功效，主治风疹瘙痒，常与蝉衣、薄荷配伍使用。故答案选 B。

183. 答案：C

解析：白头翁汤主治热毒痢疾。症见腹痛，里急后重，肛门灼热，下痢脓血，赤多白少，渴欲饮水，舌红苔黄，脉弦数。故答案选 C。

184. 答案：E
解析：此患者证属脾阳不足，脾不统血证。黄土汤主治大便下血，先便后血，吐血、衄血、妇人崩漏，血色暗淡，四肢不温，面色萎黄，舌淡苔白，脉沉细无力。故答案选 E。

185. 答案：D
解析：仙方活命饮主治痈疡肿毒初起。症见局部红肿焮痛，或身热凛寒，苔薄白或黄，脉数有力。故答案选 D。

186. 答案：C
解析：患者以咳嗽为主症，故病属咳嗽。咳声重浊，痰多稠厚成块，胸闷食少体倦，苔白腻，辨属痰湿蕴肺证。故答案选 C。

187. 答案：A
解析：根据患者干咳、咯血、潮热、盗汗四大特征，诊断为肺痨；干咳、手足心热、盗汗、舌红、脉细数，辨属肺阴虚证。故答案选 A。

188. 答案：B
解析：患者以心悸为主症，故诊断为心悸；善惊易恐、坐卧不安是心虚胆怯证的辨证要点。故答案选 B。

189. 答案：C
解析：患者证属肾精不足之眩晕，首选方剂是左归丸。故答案选 C。

190. 答案：B
解析：患者以胃脘胀痛为主，且攻撑作痛，连及两胁，嗳气频频，脉弦，故辨属为肝气犯胃证。故答案选 B。

191. 答案：A
解析：此患者属呕吐外邪犯胃证，治疗方剂是藿香正气散。故答案选 A。

192. 答案：E

解析：此患者属泄泻食滞肠胃证，治法为消食导滞、和中止泻。故答案选 E。

193. 答案：C

解析：患者属湿热痢，治法为清热除湿、调气行血。故答案选 C。

194. 答案：C

解析：此患者属气虚便秘，故方剂用黄芪汤。故答案选 C。

195. 答案：C

解析：此患者属胁痛瘀血阻络证，首选方剂是血府逐瘀汤或复元活血汤。故答案选 C。

196. 答案：C

解析：此患者属黄疸寒湿阻遏证，治宜温中化湿、健脾和胃。故答案选 C。

197. 答案：B

解析：患者有恶寒、发热、脉浮数等表证，又有颜面及双下肢浮肿的表现，属于风水相搏证。故答案选 B。

198. 答案：B

解析：根据患者小便艰涩疼痛，腰腹绞痛难忍，诊断为淋证。尿道窘迫，曾排尿中断，是由于沙石阻塞尿道所致，故诊断为石淋。故答案选 B。

199. 答案：D

解析：患者属癃闭肺热壅盛证，治疗首选清肺饮。故答案选 D。

200. 答案：B

解析：患者属虚劳心气虚证，首选治疗方剂是七福饮。故答案选 B。

201. 答案：A

解析：此患者为乳痈，脓肿形成时，应在波动感及压痛最明显处及时切开排脓。切口应按乳络方向并与脓腔基底大小一致，切口位置应选择脓肿稍低的部位，使引流通畅而不致袋脓，并应避免手术损伤乳络形成乳漏。故答案选 A。

202. 答案：A

解析：气瘿的特征：①女性发病率较男性略高。一般多发生在青春期，在流行地区常见于入学年龄的儿童。②初起时无明显不适感，甲状腺呈弥漫性肿大，腺体表面较平坦，质软不痛，皮色如常，腺体随吞咽动作而上下移动。③肿块进行性增大，可呈下垂，自觉沉重感，可压迫气管、食管、血管、神经等而引起各种症状。故答案选 A。

203. 答案：D

解析：毛细血管瘤多在出生后 1～2 个月内出现，部分 5 岁左右自行消失，多发生在颜面、颈部，可单发，也可多发。多数表现为在皮肤上有红色丘疹或小的红斑，逐渐长大，界限清楚，大小不等，质软可压缩，色泽为鲜红色或紫红色，压之可褪色，抬手复原。故答案选 D。

204. 答案：A

解析：据患者病程久，反复发作，皮损色暗或色素沉着，或皮损粗糙肥厚，剧痒难忍，遇热或肥皂水洗后瘙痒加重等特点，诊断为慢性湿疮；而口干不欲饮，纳差，腹胀，舌淡，苔白，脉弦细，辨属血虚风燥证。故答案选 A。

205. 答案：A

解析：此患者病属瘾疹，证属风热犯表证，首选治疗方剂是消风散。故答案选 A。

206. 答案：A

解析：此患者病属尿石证，证属湿热蕴结证，首选治疗方剂是三金排石汤。故答案选 A。

207. 答案：B

解析：此患者病属精浊；小便频急，茎中热痛，尿色黄浊，苔黄腻，脉滑数，则辨属湿热蕴结证。故答案选 B。

208. 答案：B

解析：患者病属脱疽，证属血脉瘀阻证。故答案选 B。

209. 答案：B

解析：此患者病属月经过多，证属血瘀证，首选治疗方剂是失笑散加益母草、

三七、茜草。故答案选B。

210. 答案：B
解析：患者病属经期延长，证属虚热证，首选治疗方剂是两地汤合二至丸。故答案选B。

211. 答案：B
解析：此患者病属痛经，证属湿热瘀结证，故治以清热除湿、化瘀止痛。故答案选B。

212. 答案：B
解析：根据患者月经周期先后不定，量多如注，持续10余天不净的症状表现，可推测出其月经周期异常、行经期异常、经量异常，病属崩漏。故答案选B。

213. 答案：E
解析：根据患者年龄及月经异常表现，诊断为绝经前后诸证；时而畏寒，时而烘热汗出，头晕耳鸣，腰背冷痛，舌苔薄，脉沉弱，证属阴阳两虚证，治以补肾扶阳、滋肾养血。故答案选E。

214. 答案：B
解析：患者病属带下过多，证属湿热下注证，首选治疗方剂是止带方。故答案选B。

215. 答案：D
解析：患者病属胎动不安，证属血热证，首选治疗方剂是保阴煎。故答案选D。

216. 答案：E
解析：患者病属滑胎，证属肾气虚证，首选治疗方剂是补肾固冲汤。故答案选E。

217. 答案：B
解析：患者病属产后恶露不绝，证属气虚证，首选治疗方剂是补中益气汤。故答案选B。

218. 答案：A
解析：患者病属产后缺乳，证属肝气郁滞证，首选治疗方剂是下乳涌泉散。故答案选A。

219. 答案：E
解析：患者病属不孕症，证属肾阳虚证，治以补肾暖宫、调补冲任。故答案选E。

220. 答案：B
解析：患者病属阴痒，证属肝肾阴虚证，故治以滋阴补肾、清肝止痒。故答案选B。

221. 答案：A
解析：根据患者恶寒、无汗、头痛、鼻塞流清涕、口不渴、舌苔薄白、脉浮紧等症，诊断为风寒感冒。故答案选A。

222. 答案：C
解析：肺炎喘嗽病儿，现高热持续、咳嗽剧烈、气急鼻扇、面赤唇红、涕泪俱无、烦躁口渴、溲赤便秘，证属毒热闭肺证。故答案选C。

223. 答案：B
解析：患儿病属口疮；色红疼痛拒食、心烦口渴、小便短赤，属于心火上炎证。故答案选B。

224. 答案：C
解析：患儿病属泄泻，证属湿热证，首选治疗方剂是葛根芩连汤。故答案选C。

225. 答案：C
解析：根据患儿血红蛋白60g/L，故诊断营养性缺铁性贫血；食欲不振，面色㿠白，唇舌爪甲苍白，毛发稀黄，精神萎靡，手足欠温，辨证属脾肾阳虚证，方选右归丸。故答案选C。

226. 答案：B
解析：患儿寒热起伏，全身肌肉酸痛，心悸胸闷，肢体乏力，病属病毒性心肌炎；恶心呕吐，腹痛泄泻，舌质红，苔黄腻，脉濡数，证属湿热侵心证。故答案选B。

227. 答案：A
解析：根据患儿头部多汗、发稀枕秃、囟门迟闭、出牙延迟、坐立行走无力，判定病属维生素D缺乏性佝偻病。夜啼不宁，易惊多惕，甚则抽搐，病位在肝；纳呆食少，病位在脾，故属于脾虚肝旺证。故答案选A。

228．答案：A

解析：患儿神志恍惚、吐舌频频、四肢抽搐，病属痫病；平时胆小，打骂后发病，证属惊痫。故答案选A。

229．答案：C

解析：患儿病属尿频，证属湿热下注证，首选方剂是八正散。故答案选C。

230．答案：A

解析：患儿发热，全身散在丘疹及疱疹，疱浆清亮，病属水痘；低热2天，鼻塞流涕，苔薄白，脉浮数，证属邪伤肺卫证，首选方剂为银翘散。故答案选A。

231．答案：B

解析：患儿发热1天后出现细小淡红色丘疹，伴耳后及枕部臀核肿大，故病属风疹；兼喷嚏流涕、咳嗽轻微等表证，辨属邪犯肺卫证。故答案选B。

232．答案：A

解析：患儿病属紫癜；时发时止，心烦盗汗，小便黄赤，大便干燥，脉细数，证属阴虚火旺证，方选大补阴丸。故答案选A。

233．答案：B

解析：患者病属月经不调之先后无定期，证属肝郁证，配穴选用期门、太冲。期门为肝经募穴；太冲为肝经原穴，二者具有疏肝解郁之效。故答案选B。

234．答案：C

解析：患者病属月经不调之月经后期，主穴取气海、三阴交、归来。气海是任脉穴，具有益气温阳、散寒通经作用；三阴交为足三阴经交会穴，可调理脾、肝、肾三脏，养血调经，是治疗月经病的要穴；归来调和气血。其证属寒凝血瘀证，配穴选关元、命门，二穴皆培元固本、温肾散寒。故答案选C。

235．答案：E

解析：患者病属痛经气血虚弱证，虚证痛经主穴取关元、足三里、三阴交。关元为任脉穴，又为全身强壮要穴，可补益肝肾、温养冲任；足三里为足阳明胃经穴，功擅补益气血；三阴交可调理肝、脾、肾，健脾益气养血。三穴合用，可使气血充足，胞宫得养，冲任自调。气血虚弱证配穴取气海、脾俞。气海行气补气；脾俞为脾经背俞穴，可生化气血。故答案选E。

236．答案：C

解析：患者病属崩漏，证属脾气虚证，配穴取百会、脾俞。脾俞为脾经背俞穴；百会能升阳举陷。故答案选C。

237．答案：B

解析：患儿病属遗尿，证属脾肺气虚证，配穴取肺俞、气海、足三里。肺俞为肺经背俞穴；气海补气行气；足三里生化气血。故答案选B。

238．答案：A

解析：患者病属颈椎病，证属外邪侵袭证，配穴取合谷、列缺。合谷为大肠经原穴；列缺为肺经络穴，通任脉，原络配合。故答案选A。

239．答案：A

解析：神志活动虽分属于五脏，但无不从心而发，受心神的主宰。故答案选A。

240．答案：C

解析：情志活动的产生以五脏精气为物质基础，而五脏的功能活动有赖气机的调畅。肝主疏泄，故肝对情志活动起着重要的调节作用。故答案选C。

241．答案：A

解析：心主血脉，脉中气血是维持生命活动的最基本物质；心主神明，调节、控制人体五脏六腑、形体官窍的一切生理活动和精神意识、思维活动。故《素问·六节藏象论》说："心者，生之本。"故答案选A。

242．答案：E

解析：肾中精气可以产生肾阴、肾阳两种不同的生理效应。肾阴，又称真水、命门之水；肾阳又称真火、命门之火。肾阴、肾阳能够补充全身各脏腑阴阳之不足，是五脏六腑阴阳之根本，故将肾喻为"水火之宅"。故答案选 E。

243. 答案：A

解析：津液来源于饮食水谷，是通过脾、胃、小肠和大肠吸收饮食水谷中的水分和营养而成的。故答案选 A。

244. 答案：E

解析：津液的正常输布离不开肾中精气的蒸腾气化作用，故肾对津液的输布起着主宰作用。故答案选 E。

245. 答案：B

解析：《素问·宣明五气》载："久视伤血，久卧伤气，久坐伤肉，久立伤骨，久行伤筋，是谓五劳所伤。"故答案选 B。

246. 答案：D

解析：《素问·宣明五气》载："久视伤血，久卧伤气，久坐伤肉，久立伤骨，久行伤筋，是谓五劳所伤。"故答案选 D。

247. 答案：D

解析：A 项眩晕欲仆、肢麻震颤，属于肝阳化风；B 项目睛上吊、四肢抽搐，属于热极生风；C 项手足蠕动、目陷睛迷，属于阴虚生风；D 项肢体麻木、手足拘挛，属于血虚生风；E 项皮肤干燥、瘙痒异常，属于血燥生风。故答案选 D。

248. 答案：B

解析：A 项眩晕欲仆、肢麻震颤，属于肝阳化风；B 项目睛上吊、四肢抽搐，属于热极生风；C 项手足蠕动、目陷睛迷，属于阴虚生风；D 项肢体麻木、手足拘挛，属于血虚生风；E 项皮肤干燥、瘙痒异常，属于血燥生风。故答案选 B。

249. 答案：B

解析：阳中求阴，是指在补阴时适当配用补阳药，以此来促进阴液的化生，所以适宜于治疗虚热证。故答案选 B。

250. 答案：C

解析：热因热用，是指用温热性质的方药治疗具有假热现象的真寒假热病证，所以适宜于治疗假热证。故答案选 C。

251. 答案：B

解析：疼痛而皮色不红、不热，得暖则痛缓，是寒痛。故答案选 B。

252. 答案：D

解析：攻痛无常，时感抽掣，喜缓怒甚，是气滞致痛。故答案选 D。

253. 答案：D

解析：肝郁脾虚所致的便质异常特点是时干时稀，溏结不调。故答案选 D。

254. 答案：A

解析：脾肾阳虚，火不暖土的便质特点为完谷不化。因脾肾阳虚不能腐谷消食，可见大便中夹杂有较多未消化的食物。故答案选 A。

255. 答案：A

解析：凡痰饮、食积等均可表现为滑脉。故答案选 A。

256. 答案：D

解析：凡脾虚或有湿困，均可表现为濡脉。故答案选 D。

257. 答案：C

解析：表热之证，初按肌肤较热，久按则热减。故答案选 C。

258. 答案：B

解析：胸腹灼热为真热之征，四肢厥冷为假寒之象，属真热假寒。故答案选 B。

259. 答案：D

解析：临房早泄，腰酸耳鸣为肾阴虚之象；心烦多梦为心阳偏亢；盗汗、脉细数为阴虚之表现。故诊断为肾阴不足，心火偏亢的心肾不交证。故答案选 D。

260. 答案：C

解析：临房早泄，腰酸耳鸣为肾虚的表现，与面白神疲、形寒肢冷的寒象并见，属肾阳虚证。故答案选 C。

261. 答案：B

解析：肝胃不和证，症见肝郁表现，如胁肋胀满疼痛、情绪抑郁，以及胃失和降症状，如嗳气吞酸等。故答案选B。

262. 答案：A

解析：肝脾不调证，症见肝郁表现，如胸胁作痛、情志抑郁，以及脾虚症状，如食少、腹胀、便溏等。故答案选A。

263. 答案：A

解析：鱼腥草的功效是清热解毒、消痈排脓，以清解肺热见长，为治肺痈之要药。故答案选A。

264. 答案：C

解析：蒲公英为清热解毒、消痈散结之佳品，主治内外热毒疮痈诸证，兼能疏郁通络，为治疗乳痈之要药。故答案选C。

265. 答案：A

解析：附子具有回阳救逆、补火助阳、散寒止痛的功效；干姜具有温中散寒、回阳通脉、温肺化饮的功效。附子、干姜的共同功效是均能散寒止痛、回阳。故答案选A。

266. 答案：B

解析：肉桂具有补火助阳、散寒止痛、温经通脉、引火归原的功效；丁香具有温中降逆、散寒止痛、温肾助阳的功效。肉桂、丁香的共同功效是均能散寒止痛、助阳。故答案选B。

267. 答案：A

解析：地榆苦寒能泻火解毒，味酸涩能敛疮，为治水火烫伤之要药，单用研末麻油调敷有效。故答案选A。

268. 答案：D

解析：侧柏叶寒凉入血祛风，有生发乌发之效，适宜于血热脱发及须发早白。故答案选D。

269. 答案：C

解析：小柴胡汤主治伤寒少阳证。症见往来寒热、胸胁苦满、默默不欲饮食、心烦喜呕、口苦、咽干、目眩、舌苔薄白、脉弦者。故答案选C。

270. 答案：E

解析：败毒散主治气虚外感风寒湿证。症见憎寒壮热，头项强痛，肢体酸痛，无汗，鼻塞声重，咳嗽有痰，胸膈痞满，舌淡苔白，脉浮而按之无力。故答案选E。

271. 答案：A

解析：补中益气汤方中重用黄芪，味甘微温，入脾、肺经，补中益气，升阳固表，为君药。故答案选A。

272. 答案：E

解析：当归补血汤方中重用黄芪为君药，黄芪的用量是当归的五倍，其意有二：一是本方治证乃因阴血极度亏虚，以致不能涵阳，阳气欲浮越散亡，若治疗不及时，则阳气外亡，故重用黄芪，量大力宏，急固欲散亡之阳气，即"有形之血不能速生，无形之气所当急固"；二是有形之血生于无形之气，故用黄芪大补脾肺之气，以资化源，使气旺血生。故答案选E。

273. 答案：E

解析：太阳头痛选用羌活、蔓荆子、川芎；阳明头痛选用葛根、白芷、知母。故答案选E。

274. 答案：C

解析：少阳头痛选用柴胡、黄芩、川芎；厥阴头痛选用吴茱萸、藁本等。故答案选C。

275. 答案：C

解析：热毒蕴结型疔宜选用的内服方为五味消毒饮。故答案选C。

276. 答案：B

解析：暑热浸淫型疖的内服方是清暑汤。故答案选B。

277. 答案：B

解析：乳癖的病因病机是情志不舒，气滞痰凝瘀血结聚，冲任失调。故答案选B。

278. 答案：A

解析：乳痈的病因病机是乳汁郁积，肝郁胃热和感受外邪。故答案选A。

279. 答案：B

解析：Ⅱ期内痔可见痔核较大，大便时可脱出肛外，便后自行回纳，便血或多或少。故答案选B。

280. 答案：C

解析：肛裂的特点是疼痛、肿胀、便秘。故答案选C。

281. 答案：A

解析：中小面积Ⅰ、Ⅱ度烧伤可外涂京万红烫伤药膏、清凉膏、紫草膏、万花油等，暴露或包扎；或用地榆粉、大黄粉各等份，麻油调敷后包扎，隔日换药一次。故答案选A。

282. 答案：C

解析：中小面积Ⅰ、Ⅱ度烧伤后期腐脱新生时，可用生肌白玉膏。故答案选C。

283. 答案：A

解析：肾气不足型闭经的首选方剂是加减苁蓉菟丝子丸。故答案选A。

284. 答案：D

解析：肾气不足型痛经的首选方剂是调肝汤。故答案选D。

285. 答案：A

解析：带下过多脾虚证可见带下量多，色白或淡黄，质稀薄，或如涕如唾，绵绵不断，无臭。故答案选A。

286. 答案：B

解析：肾阳虚带下可见带下量多，绵绵不断，质清稀如水，无臭气。故答案选B。

287. 答案：B

解析：肾虚型胎漏、胎动不安首选治疗方剂是寿胎丸。故答案选B。

288. 答案：A

解析：气血虚弱型胎动不安首选治疗方剂是胎元饮。故答案选A。

289. 答案：D

解析：夜咳连声并伴鸡鸣样回声为顿咳（百日咳）。故答案选D。

290. 答案：C

解析：咳声嘶哑如犬吠样为白喉。故答案选C。

291. 答案：A

解析：感冒风热犯表证首选银翘散。故答案选A。

292. 答案：C

解析：乳蛾风热搏结证首选银翘马勃散。故答案选C。

293. 答案：A

解析：气营两燔型急惊风的首选方是清瘟败毒饮。故答案选A。

294. 答案：C

解析：邪陷心肝型急惊风的首选方是羚角钩藤汤。故答案选C。

295. 答案：B

解析：瘾疹的治法是疏风和营，取手阳明、足太阴经穴为主。故答案选B。

296. 答案：C

解析：蛇串疮的治法是泻火解毒、清热利湿，取局部阿是穴及相应夹脊穴为主。故答案选C。

297. 答案：A

解析：腰部扭伤的选穴为阿是穴、大肠俞、腰痛点、委中。故答案选A。

298. 答案：E

解析：踝部扭伤的选穴为阿是穴、申脉、解溪、丘墟。故答案选E。

299. 答案：C

解析：患者属实证咽喉肿痛，外感风热配风池、外关。风池祛外风，息内风。外关为三焦经络穴。故答案选C。

300. 答案：A

解析：患者属实证咽喉肿痛，肺胃热盛配内庭、鱼际。荥主身热，二者为胃经、肺经之荥穴。故答案选A。

中医师承和确有专长人员考核考前冲刺模考密卷（全解析）（三）答案与解析

1. 答案：E
解析：金元时期的刘完素（河间）强调火热病机，临床用药时以寒凉为主，因而后世尊其为"寒凉派"的代表。故答案选E。

2. 答案：E
解析：证是机体在疾病发展过程中某一阶段的病理概括，包括病因、病位、病性和邪正关系，能够反映疾病的本质。故答案选E。

3. 答案：B
解析：用阴阳对立统一运动规律可以广泛地认识宇宙万物的发生、发展与联系，所以说"阴阳者，天地之道也，万物之纲纪"体现了阴阳的普遍性。故答案选B。

4. 答案：A
解析："实则泻其子"是根据五行相生规律确立的治疗原则。其中只有A项中肝（母）和心（子）属于母子关系，属于实则泻其子的治疗原则，其他答案不属于母子关系。

5. 答案：E
解析：脉为血之府。故答案选E。

6. 答案：B
解析：肝对情志、气血、津液、脾胃、生殖等全身功能活动的调节是通过疏泄气机实现的。故答案选B。

7. 答案：C
解析：膀胱的贮尿和排尿功能主要依赖肾的气化和固摄功能的控制。故答案选C。

8. 答案：C
解析：脾胃同居中焦，脾主升，胃主降，一升一降，相反相成，是人体气机升降的枢纽。故答案选C。

9. 答案：B
解析：营气具有营养全身和化生血液的作用。故答案选B。

10. 答案：D
解析：气化是指通过气的运动而产生的各种变化。气、血、津液等的新陈代谢即是气化作用的体现。故答案选D。

11. 答案：D
解析：从手指末端走向头面部的经脉是手三阳经，即手阳明大肠经、手少阳三焦经、手太阳小肠经。故答案选D。

12. 答案：A
解析：冲、任二脉皆起于胞中，其中"冲为血海""任脉通而月事以时下"，二脉均与月经有密切关系。故答案选A。

13. 答案：A
解析：体质得养于后天，后天各种环境因素、营养状况、饮食习惯、精神因素、年龄变化、疾病损害、针药治疗等均可对体质形成影响，使体质具有可变性。故答案选A。

14. 答案：D
解析：六淫，即风、寒、暑、湿、燥、热（火）六种外感病邪的统称。故答案选D。

15. 答案：C
解析：心在五行中属火，火热之性躁动，与心相应，故火热之邪入于营血，尤易影响心神。故答案选C。

16. 答案：C
解析："善行"是指风邪具有善动不居、易行而无定处的特征。风邪偏盛所致痹证行痹，其特点是四肢关节游走性疼痛。故答案选C。

17. 答案：E
解析：疠气的致病特点是传染性强，易于流行；发病急骤，病情重笃；一气一病，症状相似。易阻滞气机不属于疠气的致病特点。故答案选E。

18. 答案：A
解析：从发病部位而言，饮多见于胸腹四肢，而痰则随气流行，全身各处均可出现，无处不到。故答案选A。

19. 答案：E
解析：易于蒙蔽神明是痰饮的致病特点。A、B、C、D项均属于瘀血的致病特点。故答案选E。

20. 答案：C
解析：伏而后发，是指感受邪气后，病邪在机体内潜伏一段时间，或在诱因的作用下，过时而发病。《素问·生气通天论》所谓"夏伤于暑，秋为痎疟"，"冬伤于寒，春必病温"，开创了伏气学说的先河。故答案选C。

21. 答案：A
解析："实"是指邪气盛，以邪气亢盛为矛盾主要方面的病机。故答案选A。

22. 答案：C
解析：阳偏盛，是指阳气偏盛，功能亢奋，热量过剩的一种病理状态。故答案选C。

23. 答案：C
解析：阴寒内盛是病变本质，热象是与病变本质不符的假象，其病变属阴盛格阳之真寒假热。故答案选C。

24. 答案：C
解析：阴盛则阳病，即阴盛则损伤阳气而致阳虚。故答案选C。

25. 答案：D
解析：由于肺主肃降、肝气主升、胃主通降，故气机升降失常之气逆病变多见于

肺、肝、胃三个脏腑。故答案选D。

26. 答案：D
解析：与风气内动形成最密切相关的脏是肝，故又称"肝风内动"。《素问·至真要大论》说："诸风掉眩，皆属于肝。"故答案选D。

27. 答案：C
解析：由于心为五脏六腑之大主，精神之所舍，故调神必须以养心为首务。故答案选C。

28. 答案：A
解析：由于肝病容易传脾，故治肝时，预先配合健脾和胃之法，使脾气旺盛不受邪，以控制和防止疾病的传变。故答案选A。

29. 答案：E
解析：由于气虚推动无力而导致的便秘，是具有闭塞不通症状的虚证，宜采用益气的方法治疗，即以补开塞，称之为"塞因塞用"。故答案选E。

30. 答案：E
解析：通因通用是指使用通利药治疗具有通泻症状的真实假虚证。食积腹泻的病机本质就是真实假虚，其中食积是病机本质，泄泻只是假虚症状，故采用通因通用法。故答案选E。

31. 答案：D
解析：垂危的患者，数日不能进食，突然欲食，并非好转，而是假神的表现，称为除中。故答案选D。

32. 答案：B
解析：黄为脾虚湿蕴之象。脾失健运则水湿内停，气血不充，故面色发黄。故答案选B。

33. 答案：B
解析：色红主热。阴虚火旺者不似阳盛发热之满面通红，而是表现为两颧潮红。故答案选B。

34. 答案：A
解析：白为肺之色，故《黄帝内经》谓

"气之精为白眼",白精属肺。故答案选A。

35. 答案：C

解析：气血两虚不能充盈于舌体，故见舌体瘦薄、舌色淡白。故答案选C。

36. 答案：A

解析：舌红主热。热盛气血涌动，舌体脉络充盈，故舌色红；热邪熏灼，苔现黄色，厚苔主邪盛入里。因此，舌红苔黄厚为里实热证。故答案选A。

37. 答案：C

解析：牙龈红肿疼痛者主胃火亢盛。故答案选C。

38. 答案：C

解析：络脉出现的部位随邪气侵入的深浅而变化；若见络脉透过风关至气关者，是邪气入经，主邪深而病重。故答案选C。

39. 答案：A

解析：痰色白清稀而多泡沫者，为风痰，是因痰湿伏肺，外受风寒所致。故答案选A。

40. 答案：A

解析：呕吐声音壮厉，为实证；吐物胶黏色黄或有酸苦，为热证。故答案选A。

41. 答案：D

解析：问主诉是指询问患者就诊时所感受最明显或最痛苦的主要症状、体征及持续时间，所以"当前最痛苦的症状"属于主诉的内容。故答案选D。

42. 答案：C

解析：因为阴液亏损，虚阳偏亢的里虚热证患者的发热多在午后，或入夜低热，常伴有五心烦热的特点。故答案选C。

43. 答案：A

解析：战汗是患者先恶寒战栗而后汗出的症状，为正邪剧争所致，常见于温病或伤寒邪正剧烈斗争的阶段，是病变发展的转折点。故答案选A。

44. 答案：B

解析：因为食滞胃脘，妨碍胃的受纳腐熟及通降功能，故见胃脘胀痛、嗳腐吞酸等症。故答案选B。

45. 答案：B

解析：因为湿热伤犯大肠，致使大肠传导失常，故有暴注下泄，便如黄糜，并伴肛门灼热之症。故答案选B。

46. 答案：B

解析：正常的脉象称为平脉，又叫常脉。故答案选B。

47. 答案：A

解析：紧脉的主病为寒证、痛证、宿食。故答案选A。

48. 答案：C

解析：阳虚证的主要临床表现有面色淡白或萎黄、精神萎靡、身倦乏力、形寒肢冷、自汗、舌淡胖嫩、脉虚等。故答案选C。

49. 答案：A

解析：畏寒肢冷为阳虚证的表现。B、C、D、E均属于气虚证的表现。故答案选A。

50. 答案：D

解析：心血虚证以心血不足，心神失养为主要病机，以心悸、失眠多梦、健忘和血虚症状并见为辨证依据；心阴虚证以心阴耗损，虚热内扰心神为主要病机，以心悸、心烦、失眠多梦和虚热症状并见为辨证依据。故失眠为两者的共有症状。故答案选D。

51. 答案：A

解析：瘀血以刺痛为特点，伴见瘀血征象；痰浊以闷痛为特点，伴见痰盛征象；寒凝以痛剧、突发、得温痛减为特点，伴寒象；气滞以胀痛为特点，发作与情志有关。故答案选A。

52. 答案：A

解析：风寒束肺证与风寒犯表证的鉴别：两证虽然都属外感病证，但主兼症状有别。风寒束肺证以咳嗽、痰稀色白，或胸闷气喘为主症；风寒犯表证以恶寒、发热、脉浮为主症，而咳嗽等肺系症状为次或缺无。故答案选A。

53. 答案：C

解析：燥邪犯肺证属于外感病证，兼有外感表证特点，而肺阴虚证属内伤虚证，且有阴虚内热的特点，故有无恶寒发热是两者的鉴别点。故答案选C。

54. 答案：C

解析：两证都属中焦的实性证候，都具有湿盛的特征。区别在于脾胃湿热证为热性证候，黄疸色鲜明；寒湿困脾证则以湿盛为主，为寒性证候，黄疸色晦暗。故答案选C。

55. 答案：B

解析：胃肠气滞证以脘腹胀痛走窜、嗳气、肠鸣、矢气为辨证要点。故答案选B。

56. 答案：B

解析：以上诸证唯有肝气郁结证少见眩晕症状。因肝气郁结证以肝失疏泄，气机郁滞为主要病机，以胸胁、少腹胀痛或窜痛、脉弦为辨证依据。故答案选B。

57. 答案：C

解析：肝火上炎证以肝经循行部位实火炽盛为辨证依据；肝阳上亢证以头目眩晕胀痛、腰膝酸软、头重脚轻、病程较长为辨证依据。胁肋灼痛为肝胆湿热证的表现。故答案选C。

58. 答案：D

解析：肺肾阴虚证以肺肾两脏阴液不足，虚热内扰为主要病机，故以肺肾常见症状与虚热之象并见为辨证依据。咳痰带血表明病变在肺；遗精表明病位在肾；盗汗为典型的阴虚表现。故答案选D。

59. 答案：D

解析：脏腑湿热证的共同特点应该是全身表现，如舌苔、脉象，而舌苔黄腻代表湿热。故答案选D。

60. 答案：D

解析：身目发黄，黄色鲜明，尿黄，舌红苔黄腻，脉数代表体内湿热熏蒸；胁下痞块，腹胀厌食，便溏代表湿热蕴结肝胆。故

属于肝胆湿热证。故答案选D。

61. 答案：D

解析：酸味药"能收、能涩"，具有收敛、固涩的作用。故答案选D。

62. 答案：C

解析：解表药中既能发汗解表，又能利水消肿的药物共有麻黄、香薷、浮萍，其他解表药没有利水消肿的功效。故答案选C。

63. 答案：B

解析：石膏的功效是生用清热泻火、除烦止渴，煅用敛疮生肌、收湿、止血。故答案选B。

64. 答案：E

解析：A、B、C、D项均为大黄的功效。大黄临床上虽可用治湿热淋证，但主要是取其泻下通便导湿热积滞外出，而其本身无利尿通淋作用。故答案选E。

65. 答案：E

解析：所列备选药物中，独活无论新久风湿痹证均可应用，但因其主入肾经，性善下行，故更善治腰膝、腿足关节疼痛属下部寒湿者。故答案选E。

66. 答案：C

解析：备选答案中的五味药虽然均具有芳香化湿之力，用治湿浊中阻证，但其中只有苍术苦燥力强，且味辛，在内燥湿健脾，在外祛风散寒。故答案选C。

67. 答案：C

解析：五个备选答案中，虽然五味药皆能利水消肿，治疗水肿，但只有茯苓既可祛邪，又可扶正，利水而不伤正气，为利水渗湿之要药，可用治寒、热、虚、实各种水肿。故答案选C。

68. 答案：A

解析：尽管本题五个备选答案均能温里散寒，但只有附子善于补心、脾、肾三脏之阳气。B、C、D、E项均非正确选择。故答案选A。

69. 答案：D

解析：五个备选答案中的药物都可用于治疗脾胃气滞，脘腹胀痛，唯木香辛行苦降，善行大肠之滞气而治泻痢里急后重。故答案选D。

70. 答案：A

解析：五个答案中的药物皆能消食化积，但只有山楂酸甘微温，且兼能活血散瘀，最宜于消化油腻肉食积滞。故答案选A。

71. 答案：B

解析：五个备选答案中的药物虽都能凉血止血，唯小蓟兼能利尿通淋，以治尿血、血淋最宜。故答案选B。

72. 答案：B

解析：以上五味药物均能止痛，治疗头痛。羌活、白芷、细辛均能散寒解表止痛，其中羌活善于治疗风寒太阳经头痛，白芷善于治疗阳明经头痛，细辛则善于治疗少阴经头痛。吴茱萸暖肝散寒止痛，并能降逆止呕，善于治疗厥阴经颠顶头痛。川芎既能活血行气，又能祛风止痛，既升且降，其升浮而善"上行头目"，可治疗多种类型、任何部位的头痛，但以感受外邪和血瘀头痛为主，是治疗头痛的要药，所谓"头痛不离川芎"。故答案选B。

73. 答案：C

解析：半夏辛温而燥，为燥湿化痰、温化寒痰之要药，尤善治脏腑之湿痰。故正确答案是C，而A、B、D、E项药物则无此特点。

74. 答案：A

解析：朱砂药用虽为质重的矿石药，但因其有毒，内服过量易引起中毒，用量应控制在0.1～0.5g。故答案选A。

75. 答案：B

解析：备选答案中五者皆有息风止痉的功效，其中地龙、羚羊角、钩藤又能清热，但羚羊角清热力强，善治热极生风之惊痫抽搐。故答案选B。

76. 答案：C

解析：上述五味中药均有开窍醒神作用，但同时具有活血通经作用的药物只有麝香。故答案选C。

77. 答案：B

解析：虽然五个备选答案的药物都有补气的功效，但只有人参能大补元气以益气救脱。故答案选B。

78. 答案：A

解析：因为百合主要用于肺心阴虚证，石斛主要用于胃肾阴虚证，墨旱莲和女贞子主要用于肝肾阴虚证，只有北沙参主要用于肺胃阴虚证。故答案选A。

79. 答案：A

解析：本题五种药物均属动物药或为"血肉有情之品"，均能补肾益精。唯鹿茸和紫河车入肝、肾经，而补肝肾、益精血。鹿茸善调冲任用治冲任虚寒、崩漏不止及带下等症。故答案选A。

80. 答案：D

解析：五个备选答案中，生地黄、熟地黄、白芍均不能止血，代赭石不能滋阴。唯阿胶既能止血，又能滋阴润燥。故答案选D。

81. 答案：B

解析：五个备选答案均能固精止遗，但只有五味子兼能宁心安神。故答案选B。

82. 答案：C

解析：常用治法主要是指清代医家程钟龄在《医学心悟·医门八法》中概括总结的汗、吐、下、和、温、清、消、补八法。C项不属于八法的范畴。故答案选C。

83. 答案：E

解析：小青龙汤方歌：小小青龙最有功，风寒束表饮停胸，细辛半夏甘和味，姜桂麻黄芍药同。故答案选E。

84. 答案：B

解析：荆芥穗、淡豆豉，辛而微温，解表散邪。此两者虽属辛温，但辛而不烈，温而不燥，配入辛凉解表方中，能增强辛散透表之力。故答案选B。

85. 答案：B
解析：麻子仁丸方歌：麻子仁丸脾约治，大黄枳朴杏仁芍，胃热津枯便难解，润肠通便功效高。故答案选 B。

86. 答案：A
解析：逍遥散方中加少许薄荷，具有疏散肝经郁遏之气，透达肝经郁遏之热的功效。故答案选 A。

87. 答案：D
解析：方用金银花、连翘清热解毒，轻清透泄，使营分热邪有外达之机，促其透出气分而解，此即"入营犹可透热转气"之具体应用。故答案选 D。

88. 答案：C
解析：方中选用大苦大寒的龙胆，既能泻肝胆实火，又能利肝胆湿热，泻火除湿，两擅其功，切中病机，故为君药；黄芩、栀子苦寒泻火，燥湿清热，共为臣药。君臣药物配伍，增强泻火除湿之力。湿热之邪的主要出路，是利导下行，从膀胱渗泄，故又配渗湿泄热之泽泻、木通、车前子，导湿热从水道而去；肝乃藏血之脏，若为实火所伤，阴血亦随之消耗；且方中诸药以苦燥渗利伤阴之品居多，故用当归、生地黄养血滋阴，使邪去而阴血不伤。肝体阴用阳，性喜疏泄条达，火邪内郁，肝胆之气不疏，骤用大剂苦寒降泄之品，既恐肝胆之气被抑，又虑折伤肝胆升发之机，故用柴胡疏畅肝胆之气，并能引诸药归于肝胆之经，以上皆为佐药。甘草调和诸药，护胃安中，为佐使药。诸药合用，使火降热清，湿浊得利，循经所发诸症皆可相应而愈。故答案选 C。

89. 答案：C
解析：清暑益气汤（《温热经纬》）功效清暑益气、养阴生津，主治暑热气津两伤证。症见身热汗多，口渴心烦，小便短赤，体倦少气，精神不振，脉虚数。故答案选 C。

90. 答案：B
解析：本方由桂枝汤倍芍药加饴糖而成。方中饴糖甘温质润，重用为君，温补中焦，缓急止痛。故答案选 B。

91. 答案：A
解析：葛根芩连汤主治表证未解，邪热入里证。症见身热下利，胸脘烦热，口干作渴，或喘而汗出，舌红苔黄，脉数或促。故答案选 A。

92. 答案：D
解析：上述两方的方歌分别是：参苓白术扁豆陈，山药甘莲砂薏仁，桔梗上浮兼保肺，枣汤调服益脾神。补中益气芪参术，炙草升柴归陈助，清阳下陷能升举，气虚发热甘温除。故两方共同含有的药物是白术、人参。故答案选 D。

93. 答案：B
解析：四物汤方证为营血亏虚，血行不畅，冲任虚损所致，治宜补血调血。方中熟地黄甘温味厚滋腻，主入肝、肾经，长于滋养阴血，补肾填精，为补血要药，故为君药。当归甘辛温，归肝、心、脾经，为补血调经之良药，兼具活血作用，既助熟地黄增强养血之功，又防熟地黄滋腻碍胃，用为臣药。佐以白芍酸微寒，养血敛阴，与熟地黄、当归相伍，滋阴养血之功显著，并柔肝缓急止痛。川芎辛温，入血分，理血中之气，调畅气血，与当归配伍则行气活血之力益彰。四药配伍，共奏补血调血之功。故答案选 B。

94. 答案：A
解析：金匮肾气丸的功用是补肾助阳，化生肾气。故答案选 A。

95. 答案：B
解析：桑螵蛸散主治心肾两虚之尿频或遗尿、遗精证。症见小便频数，或尿如米泔，或遗尿，或遗精，心神恍惚，健忘，舌淡苔白，脉细弱。故答案选 B。

96. 答案：D
解析：酸枣仁汤组成：酸枣二升先煮

汤，茯知二两用之良，芎二甘一相调剂，服后安然入梦乡。故答案选 D。

97. 答案：A
解析：安宫牛黄丸功用是清热解毒，豁痰开窍。故答案选 A。

98. 答案：A
解析：苏子降气汤方歌：苏子降气半夏归，前胡桂朴草姜随，上实下虚痰嗽喘，或加沉香去肉桂。故答案选 A。

99. 答案：C
解析：血府逐瘀汤方歌：血府当归生地桃，红花甘草壳赤芍，柴胡芎桔牛膝等，血化下行不作劳。故答案选 C。

100. 答案：A
解析：羚角钩藤汤的功用是凉肝息风，增液舒筋。天麻钩藤饮的功用是平肝息风，清热活血，补益肝肾。二者皆可凉肝息风。故答案选 A。

101. 答案：D
解析：清燥救肺汤主治温燥伤肺证。症见干咳无痰，气逆而喘，头痛身热，咽喉干燥，鼻燥，胸满胁痛，心烦口渴，舌干少苔，脉虚大或数。故答案选 D。

102. 答案：E
解析：茵陈蒿汤方中重用茵陈，清利湿热，疏利肝胆，降泄浊逆，乃治黄之要药，为君药。湿热蕴结，故臣以栀子清热降火，通利三焦，助茵陈使湿热从小便而去。佐以大黄逐瘀泄热，通导大便，推陈致新，导湿热从大便而去。诸药配伍，共奏清利湿热、退黄导热下行之效。故答案选 E。

103. 答案：C
解析：五苓散的功用是利水渗湿，温阳化气。故答案选 C。

104. 答案：E
解析：二陈汤主治湿痰证。症见咳嗽痰多，色白易咳，恶心呕吐，胸膈痞闷，肢体困重，或头眩心悸，舌苔白滑或腻，脉滑。故答案选 E。

105. 答案：E
解析：A、B、C、D 皆为时行感冒的特点。发病季节性强是六淫的致病特点。故答案选 E。

106. 答案：E
解析：喘是以呼吸急促、张口抬肩，甚则不能平卧为主症。哮是在喘的基础上有哮鸣音，因此说哮必兼喘。可见呼吸急促是二者的共同症状，无法用于鉴别哮与喘。故答案选 E。

107. 答案：C
解析：肺痈溃脓期的典型特征是咳吐脓血痰，其味腥臭。故答案选 C。

108. 答案：A
解析：虚火灼肺型肺痨的治疗方剂是百合固金汤合秦艽鳖甲散。故答案选 A。

109. 答案：C
解析：阴虚火旺型心悸的症状包括心悸易惊，心烦失眠，五心烦热，口干，盗汗，思虑劳心则症状加重，伴耳鸣腰酸，头晕目眩，急躁易怒，舌红少津，苔少或无，脉细数。故答案选 C。

110. 答案：E
解析：胸痹本虚有气虚、阴伤、阳衰及气阴两虚、阴阳两虚；标实为瘀血、寒凝、痰浊、气滞。故答案选 E。

111. 答案：B
解析：阳明经循行于额部，故阳明经头痛以前额部及眉棱处为多见。故答案选 B。

112. 答案：D
解析：痫病的基本病机是脏腑失调，痰浊阻滞，气机逆乱，风痰内动，蒙蔽清窍。病理因素是风、火、痰、瘀，又以痰为重。故答案选 D。

113. 答案：A
解析：胃火上逆型呃逆的主症是呃声洪亮有力，冲逆而出，口臭烦渴，多喜冷饮，脘腹满闷，大便秘结，小便短赤，苔黄燥，脉滑数。呃逆连声、胸胁胀闷是气机郁滞型呃逆的主症。故答案选 A。

114. 答案：D
解析：A 项腹部胀痛，攻窜不定，为肝郁气滞证腹痛的特点；B 项腹痛绵绵，时作时止，为中虚脏寒证腹痛的特点；C 项腹部胀满，疼痛拒按是饮食积滞证腹痛的特点；D 项腹痛急暴，得温痛减，为寒邪内阻证腹痛的特点；E 项饥则痛甚，得食稍减，为虚证腹痛的特点。故答案选 D。

115. 答案：D
解析：阳水病因为风邪、疮毒、水湿，具有发病急、病成于数日之间、病程短等特点，临床表现为水肿从面目开始，自上而下，继则全身，肿处皮肤绷急、光亮，按之凹陷即起，兼寒热等表证，属于表证、实证。按之凹陷难复是阴水的特征。故答案选 D。

116. 答案：B
解析：尿血和血淋都有小便出血，尿色红赤，甚至溺出纯血。但尿血多无疼痛之感，虽亦间有轻微的胀痛或热痛，但较淋证轻；血淋则小便滴沥而疼痛难忍。故答案选 B。

117. 答案：C
解析：癃闭的基本病机为膀胱气化功能失调，病位主要在膀胱，与肺、脾、肾、肝密切相关。故答案选 C。

118. 答案：B
解析：风、寒、湿三气杂至，合而为痹，其风气盛者，为行痹；寒气盛者，为痛痹；湿气盛者，为着痹。故答案选 B。

119. 答案：C
解析：A、B、D、E 项均属于阳证的特点，只有皮色紫暗属于阴证的特点。故答案选 C。

120. 答案：E
解析：升丹属于提脓去腐药，具有提脓去腐的作用，适用于溃疡初期，脓栓未溶，腐肉未脱，或脓水不净，新肉未生之际。故

答案选 E。

121. 答案：A
解析：手足部疔疮一般应尽可能循经切开。①蛇眼疔宜沿甲旁 0.2cm 挑开引流。②蛇头疔宜在指掌面一侧做纵形切口，务必引流通畅，必要时可对口引流，不可在指掌面正中切开。③蛇肚疔宜在手指侧面做纵形切口，切口长度不得超过上下指关节面。④托盘疔应依掌横纹切开，切口应够大，保持引流通畅。故答案选 A。

122. 答案：C
解析：疖与颜面疔疮的鉴别：疖亦好发于颜面部，颜面疔疮与疖均疮形如粟，但疖肿势表浅，无明显根脚，脓出头即愈，一般无全身症状；颜面疔疮则根深坚硬，状如钉丁，溃后有脓栓排出，多有恶寒发热等症状。故答案选 C。

123. 答案：D
解析：乳癖是乳腺组织的既非炎症也非肿瘤的良性增生性疾病，相当于西医的乳腺增生病。其特点是：①单侧或双侧乳房疼痛并出现肿块。②乳痛和肿块与月经周期及情志变化密切相关。③乳房肿块大小不等，形态不一，边界不清，质地不硬，活动度好。故答案选 D。

124. 答案：B
解析：瘿痈是瘿病中一种急性炎症性疾病，相当于西医的急性甲状腺炎、亚急性甲状腺炎。其特点是：①结喉两侧结块。②色红灼热，疼痛肿胀，甚而化脓。③常伴有发热、头痛等症状。故答案选 B。

125. 答案：E
解析：脂瘤好发于青春期，多见于头面部、臀部、背部等皮脂腺、汗腺丰富的部位，生长缓慢，一般无明显自觉症状。肿块呈圆形或椭圆形，边界清楚，与皮肤无粘连，表皮紧张，中央导管开口处呈青黑色小孔，挤压后可有粉渣样内容物溢出，有臭味。故答案选 E。

126. 答案：A
解析：牛皮癣中医辨证分为肝郁化热、风湿蕴肤和血虚风燥三型。肝郁化热证，治宜疏肝理气、清肝泻火，方选龙胆泻肝汤。故答案选A。

127. 答案：A
解析：内痔是发生于肛门齿线以上，由直肠上静脉丛瘀血、扩张、屈曲所形成的柔软静脉团，好发于肛门右前、右后和左侧正中部位，即膀胱截石位3、7、11点处，以便血、坠胀、肿块脱出为主要临床表现。故答案选A。

128. 答案：B
解析：挂线疗法是利用结扎线的机械作用，以其紧缚所产生的压力或收缩力，缓慢勒开管道，给断端以生长和周围组织产生炎症粘连的机会，从而防止了肛管直肠环突然断裂回缩而引起的肛门失禁。故答案选B。

129. 答案：B
解析：子痰为疮疡阴证，早期属浊痰凝结证。症见初起局部硬结，肾子处酸胀不适，附睾硬结，子系呈串珠状硬肿，无明显全身症状，苔薄，脉滑。治宜温经通络、化痰散结，方选阳和汤配服小金丹。故答案选B。

130. 答案：B
解析：脱疽好发于四肢末端，以下肢多见。故答案选B。

131. 答案：B
答案：浅Ⅱ度烧伤以剧痛、感觉过敏、有水疱、基底部呈均匀红色、潮湿、局部肿胀为特点，1~2周愈合，无瘢痕，有色素沉着。故答案选B。

132. 答案：A
解析：阴户的功能：①是防御外邪入侵的第一道门户。②是排月经、泌带下、排恶露之出口。③是合阴阳之入口。④是娩出胎儿、胎盘之产门。故答案选A。

133. 答案：C
解析：白带是健康女性阴道排出的一种阴液，色白或无色透明，其性黏而不稠，其量适中，无特殊臭气，津津常润，是正常生理现象，称生理性带下。故答案选C。

134. 答案：B
解析：容易导致妇科病的外感病因是寒、热、湿三邪。故答案选B。

135. 答案：E
解析：月经量少、色淡、质地清稀，多属于虚证；颜色暗淡表明肾阳虚。故答案选E。

136. 答案：A
解析：月经先后无定期肾虚证表现为经行或先或后，量少，色淡，质稀，头晕耳鸣，腰酸腿软，小便频数，舌淡，苔薄，脉沉细。故答案选A。

137. 答案：D
解析：阴虚血热当滋阴清热，经期延长当止血调经。故答案选D。

138. 答案：A
解析：经行泄泻的发生主要责之于脾肾虚弱。脾主运化；肾主温煦，为胃之关，主司二便。若二脏功能失于协调，脾气虚弱或肾阳不足，则运化失司，水谷精微不化，水湿内停。经行之际，气血下注冲任，脾肾益虚则致经行泄泻。故答案选A。

139. 答案：A
解析：妊娠恶阻的病机是胃失和降，冲气上逆。故答案选A。

140. 答案：B
解析：子肿脾虚证可见妊娠数月，四肢面目浮肿或遍及全身，皮薄光亮，按之凹陷不起，面色㿠白无华，神疲气短懒言，口淡而腻，脘腹胀满，食欲不振，小便短少，大便溏薄，舌淡体胖，边有齿印，苔白润而腻，脉缓滑。故答案选B。

141. 答案：C
解析：产后病的治疗原则是不拘于产后，也勿忘于产后。注意补虚扶正与逐瘀攻

第47页

邪的关系。故答案选C。

142. 答案：E
解析：产后恶露不绝的主要病机是胞宫藏泻失度，冲任不固，血海不宁。常见病因有气虚、血热、血瘀。故答案选E。

143. 答案：E
解析：宫内节育器放置的禁忌证：①月经过多过频。②生殖道急性炎症。③生殖器官肿瘤。④子宫畸形。⑤宫颈过松、重度陈旧宫颈裂或子宫脱垂。⑥严重全身性疾患。足月产后3个月是放置节育器的最佳时间。故答案选E。

144. 答案：E
解析：小儿1岁以上体重（kg）=8+2×年龄。故答案选E。

145. 答案：C
解析：小儿的脏腑娇嫩，是指小儿五脏六腑的形与气皆属不足，其中又以肺、脾、肾三脏不足更为突出。故答案选C。

146. 答案：A
解析：上下白齿间腮腺管口红肿如粟粒，按摩肿胀腮部无脓水流出者为痄腮（流行性腮腺炎），有脓水流出者为发颐（化脓性腮腺炎）。故答案选A。

147. 答案：D
解析：儿科内治法用药原则包括：①治疗及时准确。②方药精简灵巧。③重视先证而治。④注意顾护脾胃。⑤掌握用药剂量。故答案选D。

148. 答案：D
解析：断奶时间视母婴情况而定。小儿4~6个月起应逐渐添加辅食，8~12个月时可以完全断乳。若遇婴儿患病或正值酷暑、严冬，可延至婴儿病愈、秋凉或春暖季节断奶。故答案选D。

149. 答案：B
解析：湿热郁蒸型胎黄为阳黄，其色鲜明如橘皮。故答案选B。

150. 答案：C
解析：肺炎喘嗽病位在肺，病机为肺气闭郁。故答案选C。

151. 答案：D
解析：厌食脾胃阴虚证可见不思进食，食少饮多，皮肤失润，大便偏干，小便短黄，甚或烦躁少寐，手足心热，舌红少津，苔少或花剥，脉细数。故答案选D。

152. 答案：D
解析：疳证按病情轻重的顺序应为疳气→疳积→干疳。故答案选D。

153. 答案：B
解析：痫病发病部位在脑，而脑部瘀血证，多用通窍活血汤。故答案选B。

154. 答案：B
解析：尿频脾肾气虚证。症见病程日久，小便频数，滴沥不尽，尿液不清，面色萎黄，精神倦怠，食欲不振，甚则畏寒怕冷，手足不温，大便稀薄，眼睑浮肿，舌质淡，或有齿痕，舌苔薄腻，脉细弱。故答案选B。

155. 答案：B
解析：水痘是由水痘时邪（水痘－带状疱疹病毒）引起的一种传染性强的出疹性疾病，以发热、皮肤黏膜分批出现瘙痒性皮疹，以及丘疹、疱疹、结痂同时存在为主要特征。故答案选B。

156. 答案：C
解析：睾腹部位是肝经循行所过之处，故痄腮邪毒引睾窜腹的首选方剂龙胆泻肝汤。故答案选C。

157. 答案：E
解析：奇经八脉是十二经脉以外"别道奇行"的八条重要经脉，除带脉横行腰腹部以外，其余均纵行分布，无表里、交接规律。故答案选E。

158. 答案：E
解析：A、B、C、D项均属于近部取穴；E项属于远部取穴。故答案选E。

159. 答案：C

解析：大肠的下合穴是上巨虚。故答案选C。

160. 答案：D

解析：十二原穴歌：肺渊包陵心神门，大肠合谷焦阳池，小肠之原腕骨穴，足之三阴三原太，胃原冲阳胆丘墟，膀胱之原京骨取。故答案选D。

161. 答案：A

解析：阴郄定位在前臂前区，腕掌侧远端横纹上0.5寸，尺侧腕屈肌腱的桡侧缘。神门的定位在腕前区，腕掌侧远端横纹尺侧端，尺侧腕屈肌腱的桡侧缘。故答案选A。

162. 答案：B

解析：后溪主治：①头项强痛、腰背痛、手指及肘臂挛痛等痛证。②耳聋、目赤、咽喉肿痛等五官病证。③癫、狂、痫等神志病证。④疟疾。委中主治：①腰背痛、下肢痿痹等。②急性腹痛、急性吐泻等急证。③癃闭、遗尿等泌尿系病证。④丹毒、瘾疹、皮肤瘙痒、疔疮等血热病证。二者均治疗腰痛。故答案选B。

163. 答案：C

解析：三焦的下合穴位于膀胱经，是委阳穴。故答案选C。

164. 答案：B

解析：太冲的定位在足背，第1、2跖骨间，跖骨底结合部前方凹陷中，或触及动脉搏动处。故答案选B。

165. 答案：C

解析：关元穴主治：①中风脱证、虚劳羸瘦、脱肛、阴挺等元气虚损所致病证。②遗精、阳痿、早泄、不育等男科病证。③崩漏、月经不调、痛经、闭经、不孕、带下等妇科病证。④遗尿、癃闭、尿频、尿急等泌尿系病证。⑤腹痛、泄泻、脱肛、便血等肠腑病证。⑥保健要穴。故答案选C。

166. 答案：B

解析：提插补泻法的补法操作：针下得气后，先浅后深，重插轻提，提插幅度小，频率慢，操作时间短，以下插用力为主者为补法。故答案选B。

167. 答案：B

解析：外感风热面痛，配穴是曲池、外关。曲池、大椎为泻热常用穴，外关亦常用到。故答案选B。

168. 答案：B

解析：坐骨神经痛的治法是通经止痛，循经取足太阳、足少阳经穴为主。故答案选B。

169. 答案：E

解析：眼睑闭合不全配穴取鱼腰、丝竹空、申脉。鱼腰、丝竹空属于就近取穴，腧穴所在，主治所在。申脉为八脉交会穴，通阳跷脉（跷脉司眼睑开阖）。故答案选E。

170. 答案：A

解析：哮喘实证治以祛邪肃肺、化痰平喘，取手太阴经穴及相应的背俞穴为主。虚证治以补益肺肾、止哮平喘，取相应背俞穴及手太阴、足少阴经穴为主。故答案选A。

171. 答案：E

解析：陈旧性损伤留针加灸法，或用温针灸。故答案选E。

172. 答案：B

解析：目赤肿痛肝胆火盛证，配穴选行间、侠溪。荥主身热，行间、侠溪分别为肝胆经之荥穴。故答案选B。

173. 答案：A

解析：食量过多，饮食停滞，则损伤脾胃，导致腐熟运化功能障碍，则出现脘腹胀满、嗳腐吞酸、呕吐泄泻等症状。故答案选A。

174. 答案：C

解析：久病痨热可致热邪伤津，津液亏乏，血亏而燥，以致虚热内生或血燥生风的病理变化，临床可见心烦、鼻咽干燥、肌肉消瘦、皮肤干燥、舌红少津等。故答案选C。

175. 答案：E

解析：患者表现的是阳热极盛，格阴于

外的真热假寒证,故应采取寒因寒用的反治法治疗。故答案选E。

176. 答案:C

解析:上热下寒证是指患者在同一时间内,上部表现为热,下部表现为寒的证候。如既见胸中烦热、口臭、牙龈肿痛等上热证,同时又见腹痛喜暖喜按、大便溏泄之下寒证。此为上焦有热而中焦有寒的上热下寒证。故答案选C。

177. 答案:A

解析:阴阳两虚证是指阴虚与阳虚症状并见所表现的证候。临床表现为畏寒肢冷,神倦乏力,少气懒言,口燥咽干,自汗或盗汗,低热,消瘦,失眠,尿少水肿,溲清便溏,面色淡白或颧红,脉沉迟无力或虚数。故答案选A。

178. 答案:E

解析:患者病属泄泻,证属脾肾阳虚证。故答案选E。

179. 答案:B

解析:患者恶寒发热无汗、咳嗽吐痰清稀、头身疼痛不适,为外感风寒,故脉浮紧。故答案选B。

180. 答案:A

解析:实热证的临床表现有恶热喜凉,面红目赤,口渴喜冷饮,烦躁不安,或神昏谵语,腹胀满痛拒按,大便秘结,尿少色黄,舌红苔黄燥,脉洪滑数实等。故答案选A。

181. 答案:C

解析:此患者证属胎动不安气滞证。砂仁主治气滞妊娠恶阻及胎动不安。故答案选C。

182. 答案:B

解析:龙骨与牡蛎相须为用,用治心神不安、惊悸怔忡、失眠多梦等症。故答案选B。

183. 答案:A

解析:当归甘、辛,温,具有补血活血、调经止痛功效。主治血虚萎黄,眩晕心悸;血虚血瘀,月经不调,经闭,痛经。本品既能补血、活血,又能调经,为妇科补血调经的要药。故答案选A。

184. 答案:B

解析:此患儿证属蛔厥证,症见脘腹阵痛,烦闷呕吐,时发时止,得食则吐,甚则吐蛔,手足厥冷,或久泻久痢。故答案选B。

185. 答案:D

解析:半夏厚朴汤主治梅核气,症见咽中如有物阻,咯吐不出,吞咽不下,胸膈满闷,或咳或呕,舌苔白润或白滑,脉弦缓或弦滑。故答案选D。

186. 答案:D

解析:固冲汤主治脾肾亏虚,冲脉不固证。症见血崩或月经过多,或漏下不止,色淡质稀,头晕肢冷,心悸气短,神疲乏力,腰膝酸软,舌淡,脉微弱。故答案选D。

187. 答案:E

解析:此患者证属咳嗽风热犯肺证,首选桑菊饮治疗。故答案选E。

188. 答案:B

解析:患者咳嗽,咳痰,喘息,白腻苔,弦滑脉,为痰阻于肺的表现;面色紫暗,唇甲紫暗,舌质暗,舌下青筋明显表明体内有瘀血,故辨证为痰瘀阻肺。故答案选B。

189. 答案:E

解析:患者病属不寐,证属痰火扰心证,治疗首选方剂是黄连温胆汤。故答案选E。

190. 答案:C

解析:患者证属痰浊上蒙的眩晕,首选方剂是半夏白术天麻汤。故答案选C。

191. 答案:B

解析:患者证属中风阴虚风动证,故治疗首选镇肝熄风汤。故答案选B。

192. 答案:B

解析：此患者辨属胃痛胃阴亏耗证，治疗首选一贯煎合芍药甘草汤。故答案选B。

193. 答案：E
解析：患者证属呕吐脾胃阳虚证，故治疗方法是温中健脾、和胃降逆。故答案选E。

194. 答案：B
解析：此患者证属泄泻脾胃虚弱证，故治疗首选方参苓白术散。故答案选B。

195. 答案：D
解析：患者发病急骤，且壮热昏迷，腹痛，里急后重，痢下鲜紫脓血，故诊断为疫毒痢。故答案选D。

196. 答案：A
解析：此患者证属热秘，治疗方法是清热润肠。故答案选A。

197. 答案：E
解析：胁肋隐痛日久为虚证；口干咽燥，心中烦热，头晕目眩，舌红少苔，脉弦细数，辨证为肝阴虚，肝络失养证。故答案选E。

198. 答案：A
解析：此患者证属黄疸热重于湿证，治疗首选茵陈蒿汤。故答案选A。

199. 答案：A
解析：此患者证属热淋，治疗首选方剂为八正散。故答案选A。

200. 答案：C
解析：患者证属咳血肝火犯肺证，治疗首选咳血方。故答案选C。

201. 答案：B
解析：患儿辨证型于颈痈，内治宜散风清热、化痰消肿，以达到消肿止痛的目的，方选牛蒡解肌汤或银翘散。故答案选B。

202. 答案：E
解析：乳核是发生在乳房部最常见的良性肿瘤，相当于西医的乳腺纤维腺瘤。其特点是好发于20～25岁青年妇女，乳中结核，形如丸卵，边界清楚，表面光滑，推之

活动。中医辨证分两型，即肝气郁结和血瘀痰凝。本题证属血瘀痰凝。故答案为E。

203. 答案：A
解析：肉瘿是瘿病中较常见的一种，由于忧思郁怒，气滞、痰浊、瘀血凝结而成，相当于西医的甲状腺腺瘤或囊肿，属甲状腺的良性肿瘤。其临床特点是：①颈前喉结一侧或两侧结块，柔韧而圆，如肉之团。②随吞咽动作而上下移动，发展缓慢。③好发于青年女性及中年人。故答案选A。

204. 答案：B
解析：根据患者进食鱼虾后全身起风团，风团片大、色红、瘙痒剧烈等特点诊断为瘾疹；又根据患者脘腹疼痛、恶心呕吐、神疲纳呆、大便秘结或泄泻、舌质红、苔黄腻、脉弦滑数等，辨证为胃肠湿热证。故答案选B。

205. 答案：B
解析：淋病病原体为淋球菌，系革兰阴性球菌，多寄生在淋病患者的泌尿生殖系统。男性急性淋病，尿道口红肿、发痒及轻度刺痛，有稀薄黏液流出，排尿不适，24小时后症状加剧；排尿开始时尿道外口刺痛或灼热痛，排尿后疼痛减轻；尿道口溢脓，开始为浆液性分泌物，逐渐变稠为黄色黏稠的脓性分泌物，清晨起床后分泌物的量较多。故本题诊断为淋菌性尿道炎。故答案选B。

206. 答案：C
解析：根据患者病变部位在左侧腰周，皮损绿豆大水疱，簇集成群，累累如串珠，排列成带状，可诊断为蛇串疮。故答案选C。

207. 答案：B
解析：此患者证属慢性前列腺炎（精浊）湿热蕴结证。故答案选B。

208. 答案：A
解析：此患者病属臁疮，证属气虚血瘀证，治宜益气活血、祛瘀生新，首选方剂是补阳还五汤合四妙汤。故答案选A。

209. 答案：E
解析：患者病属脱疽，证属血脉瘀阻证，首选方剂是桃红四物汤。故答案选E。

210. 答案：D
解析：此患者证属月经先期阳盛血热证，故治以清热凉血。月经病的治疗以调经为主。故答案选D。

211. 答案：E
解析：患者月经周期基本正常，在两次月经之间氤氲之时发生周期性出血，故诊断为经间期出血。故答案选E。

212. 答案：E
解析：凡在经期或经行前后，出现周期性小腹疼痛，或痛引腰骶，甚至剧痛晕厥者，称为"痛经"，亦称"经行腹痛"。故答案选E。

213. 答案：A
解析：根据患者经血非时而下、量多势急，辨此患者病属崩漏；经色红质稠，便干溲黄，心烦潮热，舌苔薄黄，脉细数，证属虚热证。故答案选A。

214. 答案：D
解析：患者病属经行泄泻；畏寒肢冷，腰膝酸软，月经色淡质稀，舌淡，脉沉迟，证属肾虚证，治疗首选方剂是健固汤合四神丸。故答案选D。

215. 答案：C
解析：患者病属带下过多，证属热毒蕴结证，治疗方剂是五味消毒饮。故答案选C。

216. 答案：D
解析：患者病属胎动不安，证属气血虚弱证，首选治疗方剂是胎元饮。故答案选D。

217. 答案：C
解析：患者病属妊娠小便淋痛，证属阴虚津亏证，首选方剂是知柏地黄汤。故答案选C。

218. 答案：C
解析：患者病属子肿，证属脾虚证，治疗方剂是白术散。故答案选C。

219. 答案：D
解析：患者病属产后发热，证属血瘀证，治疗首选方剂是生化汤。故答案选D。

220. 答案：B
解析：患者病属癥瘕，证属痰湿瘀结证，治疗首选方剂是苍附导痰丸合桂枝茯苓丸。故答案选B。

221. 答案：E
解析：患者病属不孕症，证属肾阴虚证，首选治疗方剂是养精种玉汤。故答案选E。

222. 答案：C
解析：患儿发热，微汗，鼻塞流涕，咽红，苔薄白，指纹浮紫，诊断为感冒；兼见惊惕啼叫，夜卧不安，故属于感冒夹惊。故答案选C。

223. 答案：D
解析：患儿病属咳嗽，干咳无痰，口渴咽干，喉痒声嘶，手足心热，舌红少苔，脉细数，故属于阴虚咳嗽。故答案选D。

224. 答案：D
解析：肺炎患儿突然出现面白唇青，呼吸浅促，四肢厥冷，虚烦冷汗，右胁下触及痞块，属于变证——心阳虚衰证。故答案选D。

225. 答案：C
解析：患儿具有恶寒发热、鼻流清涕等表寒之症，同时又具有痰黄稠黏、溲赤便结等里热之症，故诊断为外寒内热证。故答案选C。

226. 答案：C
解析：据患儿表现为大便清稀，澄澈清冷，完谷不化，病属泄泻。兼见形寒肢冷、面色㿠白、精神萎靡，判定属脾肾阳虚证。故答案选C。

227. 答案：B
解析：患儿病属积滞，证属乳食内积

证。患儿10个月，属于哺乳阶段，故首选方剂是消乳丸。故答案选B。

228. 答案：B
解析：患儿病属急惊风，证属风热动风证，代表方剂银翘散。故答案选B。

229. 答案：A
解析：患儿病属水肿（急性肾小球肾炎），证属湿热内侵证，首选治疗方剂是五皮饮合五味消毒饮。故答案选A。

230. 答案：D
解析：患儿病属麻疹逆证——麻毒攻喉，首选治疗方剂是清咽下痰汤。故答案选D。

231. 答案：D
解析：患儿壮热，咽喉肿痛，杨梅舌，病属丹痧（猩红热）；壮热、脉数，表明毒炽气营。故答案选D。

232. 答案：D
解析：病儿皮肤瘀点、瘀斑，病属紫癜；斑色鲜红，心烦口渴，便秘，舌红，脉细数有力，证属血热妄行证，首选方剂是犀角地黄汤。故答案选D。

233. 答案：E
解析：患者病属胃痛，证属胃阴虚证。胃痛主穴取足三里、中脘、内关。胃阴虚配穴取胃俞、三阴交、内庭。胃俞为胃经背俞穴。三阴交为足三阴经交汇处，可滋阴。内庭为胃经荥穴，荥主身热，阴虚生内热，故以之清虚热。故答案选E。

234. 答案：C
解析：患者病属月经不调（月经先期），主穴取关元、三阴交、血海。关元为任脉与足三阴经的交会穴，八脉隶于肝肾，故本穴是益肝肾、调冲任的要穴；三阴交为足三阴经交会穴，可调理脾、肝、肾三脏，养血调经，与关元皆为治疗月经病的要穴；血海清热和血。故答案选C。

235. 答案：B
解析：患者病属痛经，证属寒凝血瘀证，属于实证痛经。针灸治疗主穴取中极、次髎、地机、三阴交。中极为任脉穴，与足三阴经相交会，可通调冲任，理下焦之气；次髎为治疗痛经的经验穴；地机为脾经郄穴，善于治痛治血，取之能行气活血止痛；三阴交为足三阴经交会穴，能调理肝、脾、肾，活血止痛。寒凝血瘀的配穴取关元、归来。关元固本培元，补肾散寒。归来属胃经，主治月经不调、经闭、痛经、带下、阴挺等妇科病证。故答案选B。

236. 答案：C
解析：患者病属崩漏，证属血热证。实证崩漏主穴取关元、三阴交、隐白。关元为任脉与足三阴经交会穴，可通调冲任，固摄经血。三阴交为足三阴经交会穴，既可健脾调肝固肾，又可清泻三经的湿、热、瘀邪，邪除则脾可统血。隐白为脾经的井穴，可健脾统血，是治疗崩漏的经验穴。血热证配穴取中极、血海。中极为膀胱经募穴，在脐下4寸，近子宫，腧穴所在，主治所及。血海针对血的问题。故答案选C。

237. 答案：B
解析：患儿病属遗尿，证属肾气不足证，配穴取肾俞、命门、太溪。肾俞为肾经背俞穴。太溪为肾经原穴。命门近肾，具有补益肾气作用。故答案选B。

238. 答案：C
解析：患者病属落枕，证属风寒袭络证，配穴取风池、合谷。风池祛外风，息内风。合谷疏风散寒。故答案选C。

239. 答案：D
解析：患者病属耳鸣耳聋，证属痰火郁结的实证，主穴取听会、翳风、中渚、侠溪。手、足少阳经脉均绕行于耳之前后并入耳中，听会属足少阳经，翳风属手少阳经，两穴又均居耳部，可疏导少阳经气，主治耳疾；循经远取侠溪、中渚，通上达下，疏导少阳经气，宣通耳窍。配穴选丰隆、阴陵泉。化痰必用丰隆，祛湿必用阴陵泉。痰从湿而来。故答案选 D。

240. 答案：B
解析：此患者病属晕厥，主穴取水沟、百会、内关、足三里。水沟、百会为督脉穴，为醒脑开窍之要穴；内关为心包经之络穴，可醒神宁心；足三里补益气血，使气血上奉于头以苏厥醒神。虚证配穴取气海、关元。气海补气行气；关元固本培元。故答案选 B。

241. 答案：D
解析：脾经连舌本散舌下，脾精通过经脉上溢于口化为涎液。故答案选 D。

242. 答案：B
解析：肾经夹舌根通舌下，肾精通过经脉上溢于口化为唾液。故答案选 B。

243. 答案：C
解析：肺为水之上源，行水之脏，肾为主水之脏，共主水液代谢；肺主呼气，肾主纳气，共同完成呼吸运动。故答案选 C。

244. 答案：E
解析：肺吸入自然之清气，脾运化水谷之精气，清气、水谷精气是气生成的主要物质；肺通调水道，脾运化水湿，相互协调维持津液的生成、输布和排泄。故答案选 E。

245. 答案：A
解析：宗气上出息道，下走气街。故答案选 A。

246. 答案：E
解析：营气与血同行，环周不休。故答案选 E。

247. 答案：A
解析：由于津能载气，凡大汗、大吐、大下等大量丢失津液的同时，必然气随津脱，轻者津气两虚，重者津气两脱。故答案选 A。

248. 答案：D
解析：气的固摄功能具有固摄津液、血、精等物质，防止其无故流失的作用。故气虚固摄津液作用低下，可出现自汗出等。故答案选 D。

249. 答案：C
解析：湿邪的性质和致病特点：湿为阴邪，易阻遏气机，损伤阳气；湿性重浊；湿性黏滞；湿性趋下，易袭阴位。故答案选 C。

250. 答案：C
解析：湿邪的性质和致病特点：湿为阴邪，易阻遏气机，损伤阳气；湿性重浊；湿性黏滞；湿性趋下，易袭阴位。故答案选 C。

251. 答案：D
解析：瘀血所致的崩漏，虽有血虚症状，但瘀血不去，崩漏难止，故在正气虽虚，但尚能耐攻的情况下，应先活血化瘀以祛邪，而后再予养血补虚以扶正。故答案选 D。

252. 答案：E
解析：虫积患者，因病久正气颇衰，若直接驱虫，恐难以耐受，故先用扶正健脾法使正气渐复，然后再予驱虫消积以祛邪。故答案选 E。

253. 答案：E
解析：舌红绛主热。在内伤杂病中，阴虚火旺则舌质红绛；胃津匮乏不能上承则苔少。故答案选 E。

254. 答案：B
解析：阳气不足，化生阴血的功能减退，不能温运血液充养于舌，故舌色浅淡；阳虚水停则苔白而润。故答案选 B。

255. 答案：C
解析：渴喜热饮为痰饮内停的表现，是因津液停聚，化为痰饮，不能上承而滋润口腔的缘故。故答案选 C。

256. 答案：D
解析：如果瘀血阻滞，气不化津，可见但欲漱水而不欲下咽的症状。故答案选 D。

257. 答案：A
解析：饥不欲食，是指患者有饥饿感但不欲进食或进食不多，此为胃阴不足，虚火内扰的缘故。故答案选 A。

258. 答案：D

解析：厌食是指患者厌恶食物或恶闻食味。若暴饮暴食，饮食所伤而致食积肠胃者可见此症。故答案选D。

259. 答案：A

解析：濡脉的特点为浮而细软。故答案选A。

260. 答案：C

解析：因为肝失疏泄，气机不利，致使脉道拘急而见脉形端直以长，挺然指下，如按琴弦。这是弦脉的特征。故答案选C。

261. 答案：C

解析：A项生育功能低下和B项小儿生长发育迟缓均由肾精不足所致；C项身体浮肿，腰以下为甚属于肾虚水泛证；D项胎气不固属于肾虚不固证；E项五心烦热，潮热盗汗属于肾阴虚证。故答案选C。

262. 答案：D

解析：A项生育功能低下和B项小儿生长发育迟缓均由肾精不足所致；C项身体浮肿，腰以下为甚属于肾虚水泛证；D项胎气不固属于肾虚不固证；E项五心烦热，潮热盗汗属于肾阴虚证。故答案选D。

263. 答案：B

解析：羌活善治太阳经头痛。故答案选B。

264. 答案：C

解析：白芷、葛根善治阳明经头痛。故答案选C。

265. 答案：A

解析：藿香具有化湿、止呕、解暑之功。故答案选A。

266. 答案：C

解析：豆蔻具有化湿行气、温中止呕作用。故答案选C。

267. 答案：A

解析：滑石具有的功效是利尿通淋、清热解暑，无祛风除痹、健脾宁心、通气下乳的功效。故答案选A。

268. 答案：E

解析：虎杖具有的功效是利湿退黄、清热解毒、散瘀止痛、化痰止咳，无祛风除痹、健脾宁心、通气下乳的功效。故答案选E。

269. 答案：D

解析：五苓散中佐以桂枝温阳化气以助利水，兼解表散邪。故答案选D。

270. 答案：B

解析：小建中汤中桂枝辛温，温阳气，祛虚寒。故答案选B。

271. 答案：A

解析：健脾丸主治脾虚食积证。症见食少难消，脘腹痞闷，大便溏薄，倦怠乏力，苔腻微黄，脉虚弱。故答案选A。

272. 答案：C

解析：归脾汤主治：①心脾气血两虚证：心悸怔忡，健忘失眠，盗汗，体倦食少，面色萎黄，舌淡，苔薄白，脉细弱。②脾不统血证：便血，皮下紫癜，妇女崩漏，月经超前，量多色淡，或淋漓不止，舌淡，脉细弱。故答案选C。

273. 答案：A

解析：痰浊中阻型眩晕的特点是眩晕伴有头重如蒙。故答案选A。

274. 答案：D

解析：肾精不足型眩晕的特点为眩晕且精神萎靡。故答案选D。

275. 答案：B

解析：垫棉法适用于溃疡脓出不畅有袋脓者，或疮孔窦道形成脓水不易排尽者，或溃疡脓腐已尽，新肉已生，但皮肉一时不能黏合者。故答案选B。

276. 答案：A

解析：药线引流法适用于溃疡疮口过小，脓水不易排出者，或已成瘘管、窦道者。故答案选A。

277. 答案：A

解析：乳痈初期首选方剂是瓜蒌牛蒡汤。故答案选A。

278. 答案：C
解析：肛痈初期首选方剂是仙方活命饮合黄连解毒汤。故答案选C。

279. 答案：E
解析：锁肛痔，即直肠癌，不适宜采用注射疗法。故答案选E。

280. 答案：E
解析：锁肛痔在上述五个备选答案中预后最差。故答案选E。

281. 答案：B
解析：本题属肠痈湿热证，故治宜通腑泄热、解毒利湿。故答案选B。

282. 答案：A
解析：本题属肠痈瘀滞证，故治宜行气活血、通腑泄热。故答案选A。

283. 答案：D
解析：身体无病，月经3个月一行者，称居经、季经。故答案选D。

284. 答案：B
解析：受孕初期仍按月行少量月经而无损于胎儿者，称激经、盛胎或垢胎。故答案选B。

285. 答案：B
解析：血虚型经行头痛的最佳选方是八珍汤。故答案选B。

286. 答案：E
解析：血虚型经行身痛的最佳选方是当归补血汤。故答案选E。

287. 答案：A
解析：血瘀型产后恶露不绝的首选治疗方剂是生化汤。故答案选A。

288. 答案：A
解析：血瘀型产后发热的首选治疗方剂是生化汤。故答案选A。

289. 答案：B
解析：小儿指纹可以归纳为"浮沉分表里，红紫辨寒热，淡滞定虚实，三关测轻重"，因而红主寒证。故答案选B。

290. 答案：D
解析：小儿指纹可以归纳为"浮沉分表里，红紫辨寒热，淡滞定虚实，三关测轻重"，因而滞主实证。故答案选D。

291. 答案：B
解析：风热咳嗽的首选方剂是桑菊饮。故答案选B。

292. 答案：D
解析：痰热咳嗽的首选方剂是清金化痰汤。故答案选D。

293. 答案：E
解析：风疹邪入气营证的首选方剂是透疹凉解汤。故答案选E。

294. 答案：D
解析：毒炽气营型猩红热的首选方剂为凉营清气汤。故答案选D。

295. 答案：D
解析：瘾疹血虚风燥证配穴取脾俞、足三里。二者生化气血，取"治风先治血，血行风自灭"之意。故答案选D。

296. 答案：A
解析：瘾疹风热犯表证，配穴取大椎、风门。大椎是泄热常用穴；风门是祛风常用穴。故答案选A。

297. 答案：B
解析：肩部疼痛以肩外侧为主者为手少阳经证。配穴为外关，其为手少阳三焦经之络穴，通阳维脉。故答案选B。

298. 答案：D
解析：肩部疼痛以肩前部为主者为手太阴经证。配穴为列缺，其为肺经络穴，通任脉；且"头项寻列缺"。故答案选D。

299. 答案：E
解析：肾绞痛肾气不足证，配气海、关元。气海补气行气；关元固本培元。故答案选E。

300. 答案：B
解析：胆绞痛肝胆湿热证，配内庭、阴陵泉。内庭为胃经荥穴，有泄热作用；祛湿必用阴陵泉。故答案选B。